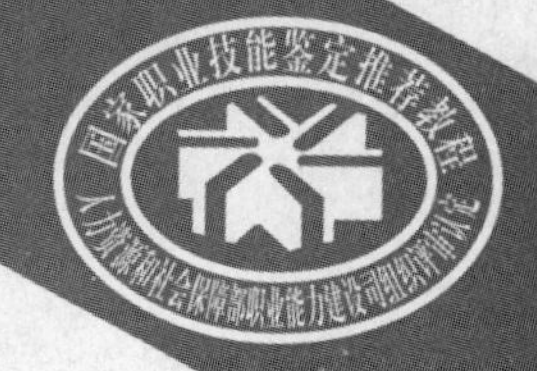

国家职业技能鉴定

考前冲刺与真题详解

保健按摩师

（初级）

主　编　张海燕

副主编　何冬凤

编　者　何冬凤　张明东　周正坤

主　审　成为品

副主审　张振宇

中国劳动社会保障出版社

图书在版编目(CIP)数据

保健按摩师：初级/人力资源和社会保障部教材办公室组织编写．—北京：中国劳动社会保障出版社，2016

国家职业技能鉴定考前冲刺与真题详解

ISBN 978-7-5167-2588-7

Ⅰ.①保… Ⅱ.①人… Ⅲ.①保健-按摩疗法（中医）-按摩师-职业技能-鉴定-题解 Ⅳ.①R244.1-44

中国版本图书馆 CIP 数据核字(2016)第 141423 号

中国劳动社会保障出版社出版发行

（北京市惠新东街 1 号 邮政编码：100029）

*

北京北苑印刷有限责任公司印刷装订 新华书店经销

787 毫米×1092 毫米 16 开本 10 印张 190 千字

2016 年 11 月第 1 版 2016 年 11 月第 1 次印刷

定价：24.00 元

读者服务部电话：（010）64929211/64921644/84626437

营销部电话：（010）64961894

出版社网址：http://www.class.com.cn

编写说明

对劳动者实行职业技能鉴定，推行国家职业资格证书制度，是促进劳动力市场建设，实现素质就业的有效措施，对于全面提高劳动者素质和职工队伍创新能力具有重要作用。国家职业技能鉴定是一项科学、客观检验劳动者专业知识与技能水平的考试活动，其方式包括理论知识考试和技能操作考核。为了使参加职业技能鉴定的广大考生对国家职业技能鉴定内容和鉴定方式有一个全面的了解，更好地复习备考，顺利通过考试，人力资源和社会保障部教材办公室组织参与国家题库开发工作的命题专家，编写了《国家职业技能鉴定考前冲刺与真题详解》和《国家职业技能鉴定技能操作考核题库解析》。其中《国家职业技能鉴定考前冲刺与真题详解》主要是理论知识考试的真题与解析；《国家职业技能鉴定操作技能考核题库解析》主要是操作技能考核的真题与解析。

《国家职业技能鉴定考前冲刺与真题详解》（以下简称《考前冲刺与真题详解》）是《国家职业资格培训教程》（以下简称《教程》）的配套辅助教材，初级（五级）、中级（四级）、高级（三级）《教程》分别对应配套编写一册《考前冲刺与真题详解》。《考前冲刺与真题详解》共包括三部分。

第一部分：理论知识考试试卷构成及题型介绍。此部分由五部分内容组成，包括：理论知识考试试卷生成方式、理论知识考试题型介绍、理论知识考试答题要求、理论知识考试答题时间和相应级别理论知识考试命题思路。

第二部分：理论知识考试真题详解。此部分为理论知识考试真题及其解析。其对理论知识考试试卷的每道题目进行详细解析，并指出该考点在考核要点表中的相应位置，以加深考生对考点知识的理解与掌握。

第三部分：理论知识考试考前冲刺。此部分为模拟试卷，每套试卷均按考核要点表中分值分布进行组卷，除重点考题外，还加入了题库开发专家认为较为重要的新题目，对后期鉴定有较强的指导作用。

《考前冲刺与真题详解》适合组织开展社会化鉴定、职业院校鉴定、行业鉴定和企业技能人才评价的考前培训使用，也适合准备参加鉴定考试的人员学习参考。

编写《考前冲刺与真题详解》有相当的难度，是一项探索性工作。由于时间仓促、缺乏经验，不足之处在所难免。欢迎各使用单位和个人提出宝贵意见和建议。

目录

第一部分　理论知识考试试卷构成及题型介绍

第二部分　理论知识考试真题详解

第三部分　理论知识考试考前冲刺

第一部分

理论知识考试试卷构成及题型介绍

理论知识考试试卷生成方式

理论知识考试题型介绍

理论知识考试答题要求

理论知识考试答题时间

理论知识考试命题思路

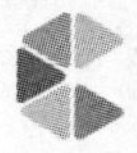

理论知识考试试卷生成方式

理论知识考试试卷由国家题库采用计算机自动生成，即计算机按照本职业的理论知识鉴定要素细目表的结构特征，使用统一的组卷模型，从题库中随机抽取相应试题组成试卷。

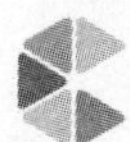

理论知识考试题型介绍

目前，本职业初级、中级、高级理论知识考试采用标准化试卷，每个级别考试试卷有“单项选择题”“判断题”两类题型。

1. 单项选择题为“四选一”题型，即每道题有四个选项，其中只有一个选项为正确选项，共 80 题，每题 1 分，共 80 分。

2. 判断题为正误判断题型，共 20 题，每题 1 分，共 20 分。

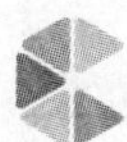

理论知识考试答题要求

采用试卷答题，作答选择题时，应按要求在试题前面的括号中，填写正确选项的字母；作答判断题时，应根据对试题的分析判断，在括号中画“√”或“×”。

具体答题要求，在考试前，考评人员会做详细说明。

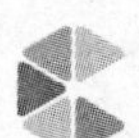

理论知识考试答题时间

按《国家职业标准》要求，本职业初级、中级、高级理论知识考试时间为均为 90 分钟。

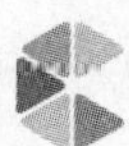

理论知识考试命题思路

1. 注重基本概念

考试形式主要为选择题，考题原则上围绕《国家职业资格培训教程》（以下简称《教程》）的基本概念。在考核时应根据《教程》的内容，把握住基本概念，客观地选择答案，而不能主观应答。

2. 以《教程》为基准，不照搬原文

考试题目紧紧围绕《教程》，但是不会将书上的原话转移为考题。对于具有实践经验的自学考生，需要通过独立思考之后领会。对于培训机构的教师来说，应带领学员先掌握职业的操作流程，然后更深入地理解知识点，学会基本操作技能。

3. 选择答案清楚

考题的四个选择答案尽可能有区别，凡是答案模棱两可或答案近似的，均是考题的陷阱，必须小心比较。

4. 文字简洁

考题比较简化，单项选择题原则上不超过 30 个字，多项选择题原则上不超过 45 个字。

5. 各种难度考题搭配

容易考题：基本参照《教程》内容生成。

中等难度考题：与《教程》内容表现不同，意义相同；或者题目形式特殊。

较大难度考题：选择题答案为否定型、比较型和思考型。

表 1—1　不同难度考题比重表

级别	初级	中级	高级
容易	50%	40%	30%
中等难度	40%	40%	40%
较大难度	10%	20%	30%

第二部分

理论知识考试真题详解

初级保健按摩师理论知识考核要点表

初级保健按摩师理论知识考试真题详解

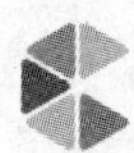

初级保健按摩师理论知识考核要点表

鉴定范围						鉴定点	
一级		二级		三级			
名称	鉴定比重（%）	名称	鉴定比重（%）	名称	鉴定比重（%）	序号	名称
基本要求	65	职业道德	5	职业道德基本知识	2	1	道德的含义
						2	职业道德的含义
						3	加强职业道德修养的意义
						4	按摩师的人生观
						5	按摩师的价值观
				职业守则	3	1	遵纪守法的基本要求
						2	文明服务的基本要求
						3	爱岗敬业的基本要求
						4	精益求精的基本要求
						5	团结协作的基本要求
						6	热爱集体的基本要求
		基础知识	60	按摩须知	3	1	按摩师的常用礼节
						2	按摩师的岗位责任
						3	保健按摩服务程序
						4	按摩师的仪容仪表
						5	按摩场所的环境卫生
						6	紧急救护常识
				正常人体解剖基础	10	1	正常人体解剖学含义
						2	人体的标准解剖姿势
						3	人体的基本组织
						4	肌肉组织的构成
						5	运动系统的功能
						6	骨的分类

续表

鉴定范围						鉴定点	
一级		二级		三级			
名称	鉴定比重（%）	名称	鉴定比重（%）	名称	鉴定比重（%）	序号	名称
基本要求	65	基础知识	60	正常人体解剖基础	10	7	躯干骨的构成
						8	四肢骨的构成
						9	关节的基本构造
						10	四肢骨的运动
						11	脊柱的构成
						12	四肢骨连接的基本构造
						13	骨骼肌的分类
						14	背部主要肌肉
						15	四肢主要肌肉
						16	消化系统的组成
						17	泌尿系统的功能
						18	脉管系统的构成
						19	脉管系统的功能
						20	脊髓的分段
				中医基础	10	1	中医学的基本特点
						2	阴阳的概念
						3	阴阳学说的基本内容
						4	五行的含义
						5	五行的特性
						6	五行学说的基本内容
						7	脏腑的含义
						8	脏腑的生理特点
						9	心的生理功能
						10	肺的生理功能
						11	脾的生理功能
						12	肝的生理功能
						13	肾的生理功能

续表

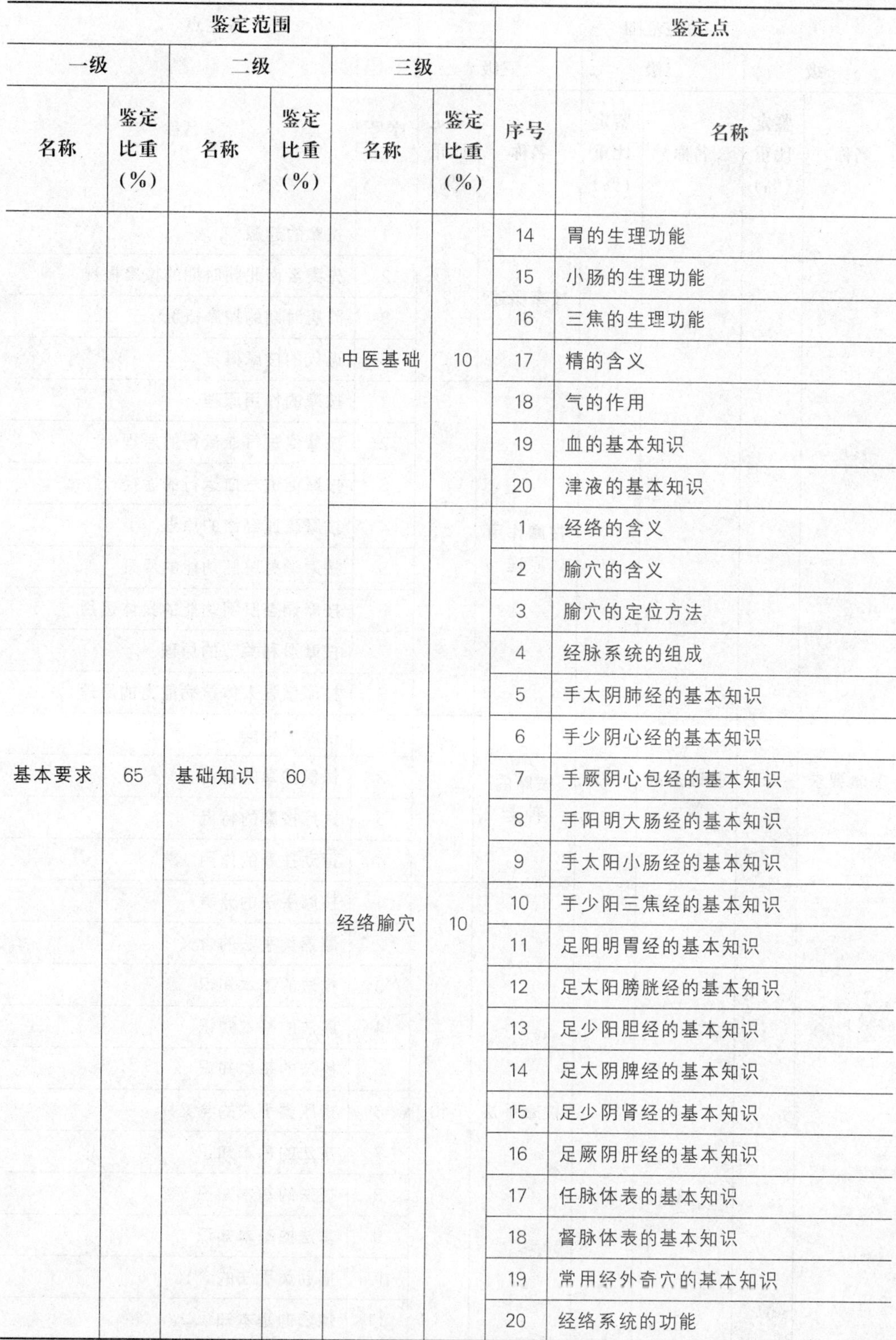

鉴定范围						鉴定点	
一级		二级		三级			
名称	鉴定比重（%）	名称	鉴定比重（%）	名称	鉴定比重（%）	序号	名称
基本要求	65	基础知识	60	中医基础	10	14	胃的生理功能
						15	小肠的生理功能
						16	三焦的生理功能
						17	精的含义
						18	气的作用
						19	血的基本知识
						20	津液的基本知识
				经络腧穴	10	1	经络的含义
						2	腧穴的含义
						3	腧穴的定位方法
						4	经脉系统的组成
						5	手太阴肺经的基本知识
						6	手少阴心经的基本知识
						7	手厥阴心包经的基本知识
						8	手阳明大肠经的基本知识
						9	手太阳小肠经的基本知识
						10	手少阳三焦经的基本知识
						11	足阳明胃经的基本知识
						12	足太阳膀胱经的基本知识
						13	足少阳胆经的基本知识
						14	足太阴脾经的基本知识
						15	足少阴肾经的基本知识
						16	足厥阴肝经的基本知识
						17	任脉体表的基本知识
						18	督脉体表的基本知识
						19	常用经外奇穴的基本知识
						20	经络系统的功能

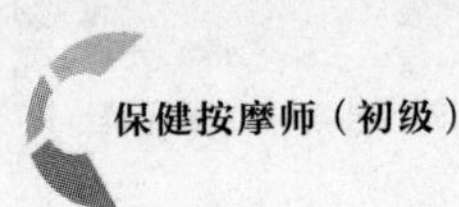

续表

鉴定范围						鉴定点	
一级		二级		三级			
名称	鉴定比重（%）	名称	鉴定比重（%）	名称	鉴定比重（%）	序号	名称
基本要求	65	基础知识	60	按摩概述	2	1	按摩的起源
						2	先秦至南北朝时期的按摩概况
						3	隋唐时期的按摩概况
						4	近代的按摩概况
				按摩作用原理	4	1	按摩的作用原理
						2	按摩促进气血运行的原理
						3	按摩促进气血运行的途径
						4	按摩疏通经络的原理
						5	按摩调整脏腑功能的原理
						6	按摩调整脏腑功能的具体运用
						7	按摩滑利关节的原理
						8	按摩增强人体抗病能力的原理
				按摩的种类	2	1	按摩的种类
						2	保健按摩的特点
						3	医疗按摩的特点
						4	运动按摩的作用
				按摩手法	10	1	按摩手法的分类
						2	摩擦类手法的含义
						3	推法的基本知识
						4	摩法的基本知识
						5	擦法的基本知识
						6	挤压类手法的含义
						7	按法的基本知识
						8	拨法的基本知识
						9	拿法的基本知识
						10	摆动类手法的含义
						11	揉法的基本知识

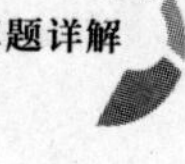

续表

鉴定范围						鉴定点	
一级		二级		三级			
名称	鉴定比重（%）	名称	鉴定比重（%）	名称	鉴定比重（%）	序号	名称
基本要求	65	基础知识	60	按摩手法	10	12	擦法的基本知识
						13	抖法的基本知识
						14	振法的基本知识
						15	振动类手法的含义
						16	叩击类手法的含义
						17	拍法的基本知识
						18	运动关节类手法的含义
						19	屈伸法、拔伸法的基本知识
						20	摇法的基本知识
				按摩介质、器具	2	1	常用按摩介质的作用功效
						2	常用按摩介质的成分
						3	常用按摩器具的作用
						4	常用按摩器具的使用方法
				相关法律、法规知识	3	1	法律的概念
						2	行政法规
						3	劳动和社会保障法律
						4	治安管理有关法律法规
						5	公共场所卫生管理条例
						6	中华人民共和国消费者权益保护法
				保健按摩服务心理学	4	1	心理学基础知识
						2	心理健康的含义
						3	心理健康的标准
						4	心理服务的对象
						5	心理服务的任务
						6	心理服务的原则
						7	建立良好主宾关系的基本要素
						8	加深主宾关系的实用技巧

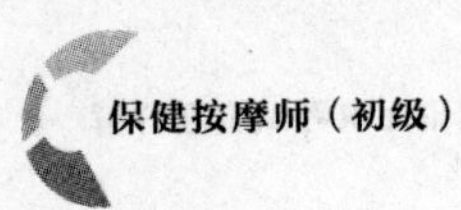

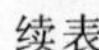
续表

鉴定范围						鉴定点	
一级		二级		三级			
名称	鉴定比重（%）	名称	鉴定比重（%）	名称	鉴定比重（%）	序号	名称
相关知识	35	接待与咨询	10	接待	5	1	接待台的职责
						2	握手的方式
						3	握手的姿势
						4	握手的禁忌
						5	点头礼仪
						6	递名片礼仪
						7	接名片礼仪
						8	礼貌用语
						9	语言注意事项
						10	称赞基本知识
				咨询	5	1	咨询概论
						2	介绍服务项目的内容
						3	介绍服务项目的重点
						4	介绍服务项目的注意事项
						5	壮族习俗
						6	回族习俗
						7	藏族习俗
						8	维吾尔族习俗
						9	彝族习俗
						10	港、澳、台习俗
		仰卧位保健按摩	15	按摩前准备	2	1	按摩师上岗前用品用具的准备
						2	按摩师上岗前个人卫生的准备
						3	按摩师上岗后的准备工作
						4	按摩师上岗前环境卫生的准备
				按摩头面部	3	1	头面部按摩的基本知识
						2	头面部按摩常用手法
						3	头面部按摩常用穴位（一）

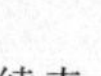

续表

鉴定范围						鉴定点	
一级		二级		三级			
名称	鉴定比重（%）	名称	鉴定比重（%）	名称	鉴定比重（%）	序号	名称
相关知识	35	仰卧位保健按摩	15	按摩头面部	3	4	头面部按摩常用穴位（二）
						5	头面部按摩常用穴位的作用
						6	头面部按摩操作基本知识
				按摩胸腹部	3	1	胸腹部按摩的补泻施术方法
						2	胸腹部按摩常用手法（一）
						3	胸腹部按摩常用手法（二）
						4	胸腹部按摩常用穴位
						5	胸腹部按摩常用腧穴的定位
						6	胸腹部按摩的操作知识
				按摩上肢	3	1	上肢按摩概论
						2	上肢按摩常用手法
						3	上肢按摩常用穴位（一）
						4	上肢按摩常用穴位（二）
						5	上肢按摩常用腧穴的定位
						6	上肢按摩操作知识
				按摩下肢前侧、内侧、外侧部	4	1	下肢按摩概论
						2	足三里的基本知识
						3	血海的基本知识
						4	三阴交的基本知识
						5	下肢按摩的常用手法
						6	下肢按摩步骤（一）
						7	下肢按摩步骤（二）
						8	踝关节按摩注意事项
		俯卧位保健按摩	10	按摩颈肩部	3	1	颈肩部按摩概论
						2	颈肩部按摩常用手法
						3	颈肩部按摩常用穴位（一）
						4	颈肩部按摩常用穴位（二）

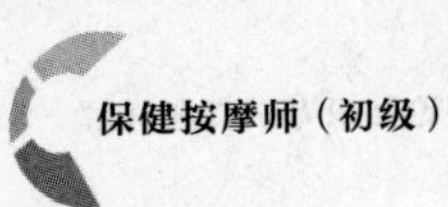

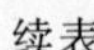

续表

鉴定范围						鉴定点	
一级		二级		三级			
名称	鉴定比重（%）	名称	鉴定比重（%）	名称	鉴定比重（%）	序号	名称
相关知识	35	俯卧位保健按摩	10	按摩颈肩部	3	5	颈肩部按摩常用穴位（三）
						6	颈肩部按摩操作步骤
				按摩背腰部	3	1	背腰部按摩概论
						2	背腰部按摩常用手法
						3	背腰部按摩常用穴位（一）
						4	背腰部按摩常用穴位（二）
						5	背腰部按摩常用穴位（三）
						6	背腰部按摩操作步骤
				按摩下肢后侧部	4	1	下肢部按摩概论
						2	下肢部按摩常用手法
						3	下肢部按摩常用穴位（一）
						4	下肢部按摩常用穴位（二）
						5	下肢部按摩常用穴位（三）
						6	下肢部按摩操作步骤
						7	心的反射区定位
						8	承扶的定位

初级保健按摩师理论知识考试真题详解

一、单项选择题

1. 道德是调整人与人之间及个人与社会之间关系的一种特殊的行为准则和（　　）的总和。

A. 工作规章　　B. 原则　　C. 标准　　D. 规范

【解析】 答案：D。

本题旨在考查考生对道德基本含义的掌握情况。道德的含义是调整人与人之间及个人与社会之间关系的一种特殊的行为准则和规范的总和。

【鉴定点分布】 基本要求→职业道德→职业道德基本知识

2. 献身型是（　　）。

A. 最高层次职业道德的境界　　B. 高层次职业道德的境界

C. 中层次职业道德的境界　　D. 低层次职业道德的境界

【解析】 答案：B。

本题旨在考查考生对职业道德境界知识的掌握情况。职业道德境界可分为献身型、尽职型和雇佣型三种。献身型是高层次的职业道德境界，尽职型是中层次的职业道德境界，雇佣型是低层次的职业道德境界。

【鉴定点分布】 基本要求→职业道德→职业道德基本知识

3. 人生的价值在于（　　）。

A. 服务　　B. 享乐　　C. 奉献　　D. 成功

【解析】 答案：C。

本题旨在考查考生对人生价值观知识点的掌握情况。一个人的伟大并不取决于他的聪明才智，而主要应看他是否自觉地、毫无保留地为社会贡献力量；人生的价值在于奉献。

【鉴定点分布】 基本要求→职业道德→职业道德基本知识

4. 道德的定义是（　　）。

A. 调整人与人之间及个人与社会之间关系的一种特殊的行为准则和工作规章

B. 由经济关系所决定的调整人们行为规范的总和

C. 调整人与人之间及个人与社会之间关系的一种特殊的行为准则和规范的总和

D. 调整人与人之间及个人与社会之间关系的一种特殊的制度和规范的总和

【解析】答案：C。

本题旨在考查考生对道德基本含义的掌握情况。道德的含义是调整人与人之间及个人与社会之间关系的一种特殊的行为准则和规范的总和。

【鉴定点分布】基本要求→职业道德→职业道德基本知识

5. 职业道德就是同人们的职业活动紧密联系的、具有自身职业特征的（　　），它是社会道德在职业生活中的具体化。

A. 道德工作现象、道德意识现象和道德规范现象

B. 道德活动现象、道德意识现象和道德规范现象

C. 道德活动现象、道德工作现象和道德规范现象

D. 道德活动现象、道德沟通现象和道德水平现象

【解析】答案：B。

本题旨在考查考生对职业道德含义的掌握情况。所谓职业道德，就是同人们的职业活动紧密联系的、具有自身职业特征的道德活动现象、道德意识现象和道德规范现象，它是社会道德在职业生活中的具体化。

【鉴定点分布】基本要求→职业道德→职业道德基本知识

6. 职业道德是指人们在一定的（　　）范围内所遵守的行为规范的总和。

A. 日常生活　　B. 运动　　C. 生产活动　　D. 职业活动

【解析】答案：D。

本题旨在考查考生对职业道德含义的掌握情况。所谓职业道德，就是同人们的职业活动紧密联系的、具有自身职业特征的道德活动现象、道德意识现象和道德规范现象，它是社会道德在职业生活中的具体化，是指人们在一定的职业活动范围内所遵守的行为规范的总和。

【鉴定点分布】基本要求→职业道德→职业道德基本知识

7. 保健按摩师要（　　）。

A. 遵守生产制度　　B. 遵守生产程序

C. 合法就业　　D. 遵守加工规程

【解析】答案：C。

本题旨在考查考生对保健按摩师职业守则知识点的掌握情况。遵守法律是保健按摩行业健康发展的保证，也是保健按摩师职业道德的具体内容，保健按摩师应该合法

就业。

【鉴定点分布】 基本要求→职业道德→职业守则

8. 保健按摩师要（　　）。

A. 抵制一切不健康的按摩　　　　B. 专找有钱的客人

C. 遵守生产程序　　　　D. 遵守加工流程

【解析】 答案：A。

本题旨在考查考生对遵纪守法基本要求的掌握情况。保健按摩师应遵守国家相关法律、法规和本行业的管理规定，并依法保护自己正当的工作权益，合法执业，文明服务，坚决抵制一切不健康的按摩。

【鉴定点分布】 基本要求→职业道德→职业守则

9. 保健按摩师不应该（　　）。

A. 热爱本职工作　　　　B. 热情服务

C. 平等待人　　　　D. 挑选客人

【解析】 答案：D。

本题旨在考查考生对保健按摩师爱岗敬业基本要求的掌握情况。爱岗敬业是对包括保健按摩师在内的所有从业人员的基本要求，它是指从业人员应该热爱自己的工作岗位，崇敬自己的职业，尽职尽责，完成本职工作。要求保健按摩师在工作中热情服务，平等待人，要将工作当成自己的事，将客人当成自己的亲人。

【鉴定点分布】 基本要求→职业道德→职业守则

10.（　　）不属于保健按摩师文明服务。

A. 举止大方　　B. 待人热情　　C. 善解人意　　D. 同行相仇

【解析】 答案：D。

本题旨在考查考生对保健按摩师文明服务的掌握情况。保健按摩师文明服务的要求有：尊重客人、一视同仁；热情服务、有问必答；语言文明、举止端庄；服务至上、真诚奉献。

【鉴定点分布】 基本要求→职业道德→职业守则

11. 团结协作的基本要求是（　　）。

A. 顾全大局、共同前进　　　　B. 相互尊重、平等互助

C. 通力协作、相互支持　　　　D. 以上均正确

【解析】 答案：D。

本题旨在考查考生对团结协作要求的掌握情况。团结协作的基本要求有顾全大局、共同前进；相互尊重、平等互助；通力协作、相互支持；谦虚大度，严于律己。

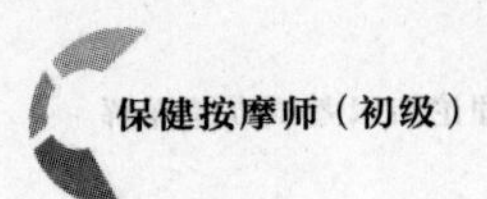

【鉴定点分布】基本要求→职业道德→职业守则

12.（　　）是保健按摩师常用的礼节。

A. 握手礼、拥抱礼、点头礼　　B. 握手礼、拥抱礼

C. 拥抱礼、点头礼　　D. 握手礼、点头礼

【解析】答案：D。

本题旨在考查考生对保健按摩师常用礼节的掌握情况。保健按摩师在工作和生活中，与客人、同事之间常用的礼节为握手礼和点头礼，点头礼又称颔首礼；拥抱礼不是常用礼节。

【鉴定点分布】基本要求→基础知识→按摩须知

13.（　　）是劳动岗位的职能与上岗职工所担负的责任。

A. 岗位责任　　B. 岗位职责　　C. 职业道德　　D. 敬业精神

【解析】答案：B。

本题旨在考查考生对保健按摩师岗位责任知识的掌握情况。"职责"是指职务和责任，也就是在这个岗位要做什么工作并对这项工作负什么样的责任；岗位职责就是指劳动岗位的职能与上岗职工所担负的责任。

【鉴定点分布】基本要求→基础知识→按摩须知

14. 不是保健按摩师岗位职责的是（　　）。

A. 遵纪守法，抵制一切不健康的按摩

B. 遵守职业道德，文明服务，服务客人要热情周到

C. 保持环境卫生，按摩床具用品及时消毒

D. 可无证服务

【解析】答案：D。

本题旨在考查考生对保健按摩师岗位职责的掌握情况。保健按摩师必须严格遵守的岗位职责有：依法持职业资格证书、健康证上岗，按规定着装，讲究个人卫生；遵纪守法，抵制一切不健康的按摩；遵守职业道德，文明服务，服务客人要热情周到；保持环境卫生，按摩床具用品及时消毒；应区分保健与治疗的界限，保健按摩师应在其服务范围内进行规范操作；严禁无证对外服务等。

【鉴定点分布】基本要求→基础知识→按摩须知

15.（　　）主要用于医疗器械、桌椅、台面、门把手、地面、毛巾及手的消毒。

A. 乙醇　　B. 臭氧　　C. 戊二醛　　D. 84 消毒液

【解析】答案：D。

本题旨在考查考生对 84 消毒液用途的掌握情况。84 消毒液略有漂白粉气味，此

味无毒，对人体无害，漂白粉气味表示有消毒效果或正在消毒，消毒后随着自然干燥会自然消失；主要用于医疗器械、桌椅、台面、门把手、地面、毛巾及手的消毒。

【鉴定点分布】 基本要求→基础知识→按摩须知

16.（　　）和点头礼是保健按摩师常用的礼仪。

A. 拥抱礼　　B. 问候礼　　C. 握手礼　　D. 颔首礼

【解析】 答案：C。

本题旨在考查考生对保健按摩师常用礼节的掌握情况。保健按摩师在工作和生活中，与客人、同事之间常用的礼节为握手礼和点头礼，点头礼又称颔首礼。

【鉴定点分布】 基本要求→基础知识→按摩须知

17. 保健按摩服务程序通常包括（　　）。

A. 准备工作、迎宾服务、按摩服务、按摩后服务

B. 准备工作、迎宾服务、按摩服务

C. 迎宾服务、按摩服务

D. 准备工作、迎宾服务、按摩后服务

【解析】 答案：A。

本题旨在考查考生对保健按摩服务程序的掌握情况。保健按摩的服务程序包括准备工作、迎宾服务、按摩服务及按摩后服务。

【鉴定点分布】 基本要求→基础知识→按摩须知

18. 保健按摩师要有良好的习惯，每天应（　　）。

A. 戴项链　　B. 戴首饰

C. 做口腔卫生清洁　　D. 戴戒指

【解析】 答案：C。

本题旨在考查考生对保健按摩师礼仪礼节的掌握情况。保健按摩师应每天做口腔卫生清洁，要做到牙齿洁白，口中无异味；保健按摩师在工作时，很多首饰是禁止佩戴的，如手镯、手链、戒指等，因为饰物会给按摩服务工作带来不便，使客人产生不信任感。

【鉴定点分布】 基本要求→基础知识→按摩须知

19. 按摩后服务不包括（　　）。

A. 注意客人的保暖情况　　B. 按摩室的整理

C. 结账　　D. 聊天

【解析】 答案：D。

本题旨在考查考生对按摩后服务的掌握情况。保健按摩师的按摩后服务包括：结

束后注意客人的保暖；客人消费完毕，准备账单；整理按摩室；结账。

【鉴定点分布】基本要求→基础知识→按摩须知

20. 女性保健按摩师若要化妆一般以（　　）为宜。

A. 浓妆　　B. 晚妆　　C. 淡妆　　D. 艳妆

【解析】答案：C。

本题旨在考查考生对保健按摩师礼仪礼节的掌握情况。女性保健按摩师在工作时一般以化淡妆为宜。

【鉴定点分布】基本要求→基础知识→按摩须知

21. 骨的形态通常分为四类，即（　　）。

A. 长骨、短骨、扁骨和不规则骨　　B. 长骨、短骨、扁骨、圆骨

C. 短骨、扁骨、圆骨、不规则骨　　D. 长骨、扁骨、不规则骨、规则骨

【解析】答案：A。

本题旨在考查考生对人体骨分类的掌握情况。人体骨按形态可分为四类，即长骨、短骨、扁骨和不规则骨。

【鉴定点分布】基本要求→基础知识→正常人体解剖基础

22. 活体内骨是由（　　）构成。

A. 骨质、骨膜和骨髓　　B. 骨质、骨松质和骨密质

C. 骨膜、骨松质和骨密质　　D. 骨髓、骨松质和骨密质

【解析】答案：A。

本题旨在考查考生对人体骨的构成的掌握情况。人体每块骨都是由骨质、骨髓、骨膜三部分构成。骨质又可分为骨松质和骨密质。

【鉴定点分布】基本要求→基础知识→正常人体解剖基础

23. 椎骨、（　　）、肋骨组成躯干骨。

A. 锁骨　　B. 胸骨　　C. 肩胛骨　　D. 肱骨

【解析】答案：B。

本题旨在考查考生对人体躯干骨的掌握情况。躯干骨包括 26 块椎骨、1 块胸骨和 12 对肋骨。锁骨、肩胛骨、肱骨均为上肢骨。

【鉴定点分布】基本要求→基础知识→正常人体解剖基础

24. 毛细血管是连接（　　）之间极其细小的血管，是物质交换的场所。

A. 最小动脉和最小静脉　　B. 动脉和静脉

C. 平行的两条动脉　　D. 平行的两条静脉

【解析】答案：A。

本题旨在考查考生对毛细血管的掌握情况。毛细血管是连接最小动脉和最小静脉之间的管道，毛细血管数量多，管壁薄，通透性大，管内血流缓慢，是血液与组织液进行物质交换的场所。

【鉴定点分布】基本要求→基础知识→正常人体解剖基础

25. 血管分为动脉、（　　）和静脉。

A. 小动脉　　B. 血管网　　C. 毛细血管　　D. 脉丛

【解析】答案：C。

本题旨在考查考生对血管组成的掌握情况。血管可分为动脉、静脉及毛细血管。

【鉴定点分布】基本要求→基础知识→正常人体解剖基础

26. 肘关节是由（　　）所构成。

A. 肱骨下端与尺骨鹰嘴　　B. 肱骨下端与桡骨小头

C. 肱骨下端与尺骨、桡骨上端　　D. 肱骨下端与尺骨下端

【解析】答案：C。

本题旨在考查考生对肘关节的掌握情况。肘关节是由肱骨下端与尺骨、桡骨上端构成，包括三个关节：肱尺关节、肱桡关节、桡尺近侧关节。

【鉴定点分布】基本要求→基础知识→正常人体解剖基础

27. 关节的主要结构包括（　　）。

A. 关节面、关节内软骨和关节囊　　B. 关节面、关节腔和关节囊

C. 关节面、关节腔和韧带　　D. 关节面、关节腔和关节内软骨

【解析】答案：B。

本题旨在考查考生对关节构成知识点的掌握情况。关节的主要结构包括关节面、关节腔和关节囊。韧带、关节内软骨及关节唇等为关节的辅助结构。

【鉴定点分布】基本要求→基础知识→正常人体解剖基础

28. 人体的基本组织包括（　　）。

A. 骨组织、结缔组织　　B. 血管组织、神经组织

C. 结缔组织、神经组织　　D. 血管组织、骨组织

【解析】答案：C。

本题旨在考查考生对人体基本组织的掌握情况。人体的基本组织有四种：上皮组织、结缔组织、肌肉组织和神经组织。

【鉴定点分布】基本要求→基础知识→正常人体解剖基础

29.（　　）构成椎骨。

A. 椎弓、椎体、横突　　B. 椎体、椎弓、椎板

C. 椎体、椎弓、突起　　　　　　D. 椎体、椎弓、上下关节面

【解析】 答案：C。

本题旨在考查考生对椎骨构成的掌握情况。椎骨由椎体、椎弓及突起构成。

【鉴定点分布】 基本要求→基础知识→正常人体解剖基础

30. 人体游离上肢骨由（　　）组成。

A. 肱骨、桡骨、尺骨、腕骨、掌骨、指骨

B. 肱骨、锁骨、桡骨、尺骨、腕骨、掌指骨

C. 肱骨、锁骨、肩胛骨、桡骨、尺骨、手骨

D. 肱骨、肩胛骨、尺骨、桡骨、掌骨、指骨

【解析】 答案：A。

本题旨在考查考生对游离上肢骨组成的掌握情况。人体游离上肢骨的组成为：肱骨、桡骨、尺骨和手骨。手骨包括腕骨、掌骨和指骨。

【鉴定点分布】 基本要求→基础知识→正常人体解剖基础

31. 桡骨的构造是（　　）。

A. 分为一体两端，上端比下端细小，称桡骨头，下端外侧面有向下突出的茎突

B. 分为一体两端，上端比下端粗大，称桡骨头，下端外侧面有向下突出的茎突

C. 分为一体两端，上端有桡骨茎突，下端称桡骨头

D. 分为一体两端，上端称桡骨粗隆，下端外侧有向下突出的茎突

【解析】 答案：A。

本题旨在考查考生对桡骨组成的掌握情况。桡骨位于前臂外侧部，分为一体两端。上端比下端细小，称桡骨头；下端前凹后凸，外侧部分向下突出，称桡骨茎突。

【鉴定点分布】 基本要求→基础知识→正常人体解剖基础

32. 足骨是由（　　）组成。

A. 8 块跗骨、5 块跖骨、14 块趾骨

B. 7 块跗骨、5 块跖骨、15 块趾骨

C. 7 块跗骨、5 块跖骨、14 块趾骨

D. 距骨、跟骨、楔骨、足舟骨和 3 块骰骨

【解析】 答案：C。

本题旨在考查考生对足骨组成的掌握情况。足骨包括跗骨、跖骨、趾骨，跗骨共 7 块，即距骨、跟骨、骰骨、足舟骨及 3 块楔骨；跖骨相当于手的掌骨，共 5 块；趾骨共 14 块。

【鉴定点分布】 基本要求→基础知识→正常人体解剖基础

33. 肩部的主要肌肉是（　　）。

A. 肱二头肌、肱三头肌、肩胛下肌、三角肌

B. 肱二头肌、肱三头肌、冈上肌、冈下肌

C. 肩胛下肌、三角肌、冈上肌、冈下肌

D. 肱二头肌、肱三头肌、胸大肌、胸锁乳突肌

【解析】 答案：C。

本题旨在考查考生对肩肌的掌握情况。肩肌的功能是运动肩关节，主要由三角肌、冈上肌、冈下肌和肩胛下肌构成。

【鉴定点分布】 基本要求→基础知识→正常人体解剖基础

34. 人体的基本组织包括（　　）。

A. 上皮组织、结缔组织、肌肉组织、神经组织

B. 上皮组织、结缔组织、骨组织、神经组织

C. 结缔组织、骨组织、神经组织、血管组织

D. 上皮组织、神经组织、血管组织、结缔组织

【解析】 答案：A。

本题旨在考查考生对人体基本组织的掌握情况。人体的基本组织有四种，即上皮组织、结缔组织、肌肉组织和神经组织。

【鉴定点分布】 基本要求→基础知识→正常人体解剖基础

35. 骨的形态因其功能不同而不同，通常分为（　　）类。

A. 2　　　B. 4　　　C. 6　　　D. 8

【解析】 答案：B。

本题旨在考查考生对骨的分类的掌握情况。人体骨按形态可分为 4 类，即长骨、短骨、扁骨和不规则骨。

【鉴定点分布】 基本要求→基础知识→正常人体解剖基础

36. 胸骨是由（　　）构成。

A. 胸骨柄、胸骨体和剑突　　　B. 胸骨柄、胸骨体和胸骨角

C. 胸骨柄、胸骨角和剑突　　　D. 胸骨体、胸骨角和剑突

【解析】 答案：A。

本题旨在考查考生对胸骨组成的掌握情况。胸骨由胸骨柄、胸骨体和剑突构成。

【鉴定点分布】 基本要求→基础知识→正常人体解剖基础

37. 成年人椎骨为（　　）。

A. 颈椎 7 个、胸椎 12 个、腰椎 5 个、骶骨 1 块、尾椎 1 块

B. 颈椎 7 个、胸椎 12 个、腰椎 5 个、尾椎 4～5 个

C. 颈椎 8 个、胸椎 12 个、腰椎 5 个、骶椎 5 个、尾椎 1 个

D. 颈椎 7 个、胸椎 12 个、腰椎 5 个、骶椎 5 个、尾椎 1 个

【解析】 答案：A。

本题旨在考查考生对椎骨组成的掌握情况。成年人椎骨由 7 个颈椎、12 个胸椎、5 个腰椎、1 块骶骨、1 块尾椎组成。

【鉴定点分布】 基本要求→基础知识→正常人体解剖基础

38. 尺骨的构造是（　　）。

A. 分为一体两端，上端称尺骨头，下端称尺骨茎突

B. 分为一体两端，上端钩状突起称鹰嘴，下端称尺骨头

C. 分为一体两端，上端钩状突起称鹰嘴，下端有滑车切迹

D. 分为一体两端，上端粗大有滑车切迹，下端有尺骨鹰嘴

【解析】 答案：B。

本题旨在考查考生对尺骨构造的掌握情况。尺骨位于前臂内侧，分为一体两端，上端粗大，后上方的钩状突起称鹰嘴，下端称尺骨头。

【鉴定点分布】 基本要求→基础知识→正常人体解剖基础

39.（　　）构成肩关节。

A. 肩胛骨与肱骨上端　　B. 肩胛骨的肩峰与肱骨头

C. 肩胛骨的喙突与肱骨头　　D. 肩胛骨的关节盂与肱骨头

【解析】 答案：D。

本题旨在考查考生对肩关节的掌握情况。肩关节由肱骨头与肩胛骨的关节盂构成，又称盂肱关节。

【鉴定点分布】 基本要求→基础知识→正常人体解剖基础

40. 人体标准解剖学姿势是（　　）。

A. 身体起立，两眼平视，上肢下垂，下肢并拢，手心和足尖向前

B. 俯卧位，两眼平视，上肢下肢向躯干并拢，手心和足尖向前

C. 身体起立，两眼平视，下肢下垂，上肢并拢，手心向后，足尖向前

D. 身体起立，两眼平视，右上肢前伸，左上肢后伸，手心和足尖向前

【解析】 答案：A。

本题旨在考查考生对人体标准解剖知识的掌握情况。人体的标准解剖姿势是身体起立，面向前，两眼向前方平视，两足并拢，足尖向前，上肢下垂于躯干的两侧，手心向前。

【鉴定点分布】基本要求→基础知识→正常人体解剖基础

41. 人体上肢带骨包括（　　）。

A. 锁骨和肩胛骨　　B. 锁骨和胸骨

C. 肩胛骨和胸骨　　D. 胸骨和肋骨

【解析】答案：A。

本题旨在考查考生对上肢带骨构成的掌握情况。人体的上肢带骨包括锁骨和肩胛骨。

【鉴定点分布】基本要求→基础知识→正常人体解剖基础

42. 锁骨是由（　　）构成。

A. 内上角、锁骨体和外上角　　B. 内侧端、锁骨体和外侧端

C. 内侧端、胸骨端和锁骨体　　D. 外侧端、锁骨体和肩峰端

【解析】答案：B。

本题旨在考查考生对锁骨构成的掌握情况。锁骨是由锁骨内侧端、锁骨体和锁骨外侧端构成的。

【鉴定点分布】基本要求→基础知识→正常人体解剖基础

43. 肱骨、尺骨、桡骨和（　　）组成上肢游离骨。

A. 腕骨　　B. 掌骨　　C. 指骨　　D. 手骨

【解析】答案：D。

本题旨在考查考生对上肢游离骨构成的掌握情况。上肢游离骨又称自由的上肢骨，包括肱骨、桡骨、尺骨和手骨。

【鉴定点分布】基本要求→基础知识→正常人体解剖基础

44. （　　）组成成年人的椎骨。

A. 颈骨、枢椎、胸椎、腰椎和尾椎

B. 颈椎、胸椎、腰椎、骶骨和尾椎

C. 寰椎、枢椎、胸椎、骶椎和尾椎

D. 颈椎、寰椎、胸椎、腰椎和尾骶椎

【解析】答案：B。

本题旨在考查考生对椎骨构成的掌握情况。成年人的椎骨由 7 个颈椎、12 个胸椎、5 个腰椎、1 块骶骨和 1 块尾椎组成。

【鉴定点分布】基本要求→基础知识→正常人体解剖基础

45. 桡骨分为一体两端，上端（　　），下端外侧面有向下突出的茎突。

A. 粗大，称桡骨头　　B. 扁平，有滑车切迹

C. 细小，称桡骨头　　D. 扁平，称桡骨小头

【解析】答案：C。

本题旨在考查考生对桡骨组成的掌握情况。桡骨位于前臂外侧部，分为一体两端。上端比下端细小，称桡骨头；下端前凹后凸，外侧部分向下突出，称桡骨茎突。

【鉴定点分布】基本要求→基础知识→正常人体解剖基础

46. 中医理论体系的主要特点是（　　）。

A. 整体观念和辨证论治　　B. 整体观念和藏象学说

C. 整体观念和阴阳学说　　D. 藏象学说和辨证论治

【解析】答案：A。

本题旨在考查考生对中医学理论体系特点的掌握情况。整体观念和辨证论治为中医学理论体系的主要特点。藏象学说和阴阳学说为中医学的哲学基础和思维方法。

【鉴定点分布】基本要求→基础知识→中医基础

47. 凡是剧烈运动着的、外向的、上升的、（　　）和明亮的皆属阳。

A. 寒冷的　　B. 内收的　　C. 温热的　　D. 静止的

【解析】答案：C。

本题旨在考查考生对阴阳概念的掌握情况。一般来说，凡是运动的、外向的、上升的、温热的、明亮的、无形的、兴奋的都属于阳；相对静止的、内守的、下降的、寒冷的、晦暗的、有形的、抑制的都属于阴。

【鉴定点分布】基本要求→基础知识→中医基础

48. 阴阳的互根互用是指（　　）。

A. 任何一方都不能脱离对方而单独存在

B. 阴阳存在于一切事物或现象之中，是既对立又统一的两个方面

C. 阴阳始终处于不断的运动变化之中，互为消长

D. 在一定条件下，阴阳可以各自向其相反的方向转化

【解析】答案：A。

本题旨在考查考生对阴阳基本内容的掌握情况。阴阳的基本内容包括阴阳的对立制约、阴阳的互根互用、阴阳消长及阴阳转化。阴阳的互根互用是指阴阳的两个方面既是相互对立的，又是相互依存、相互作用的；阴依存于阳，阳依存于阴，任何一方都不能脱离另一方而单独存在。

【鉴定点分布】基本要求→基础知识→中医基础

49. 金具有清洁、（　　）、收敛等性质或作用。

A. 生化　　B. 沉降　　C. 上升　　D. 滋润

【解析】 答案：B。

本题旨在考查考生对五行特性的掌握情况。具有清洁、沉降、收敛等性质和作用的事物及现象均归属于金。生化归属于土，上升归属于火，滋润归属于水。

【鉴定点分布】 基本要求→基础知识→中医基础

50. 五行相克的次序是（　　）。

A. 木→火→土→水→金　　B. 木→金→水→火→土

C. 木→火→土→金→水　　D. 木→土→水→火→金

【解析】 答案：D。

本题旨在考查考生对五行相克知识的掌握情况。五行相克是指一个事物对另一个事物的生长和功能具有抑制及制约的作用。五行相克的次序是木克土、土克水、水克火、火克金、金克木，依次相克，循环无尽。

【鉴定点分布】 基本要求→基础知识→中医基础

51. 完全属于六腑的一组是（　　）。

A. 胃、胆、肝　　B. 肺、三焦、胆

C. 三焦、膀胱、胆　　D. 肝、胆、胃

【解析】 答案：C。

本题旨在考查考生对六腑内容的掌握情况。脏腑是内脏的总称，按照脏腑的生理功能特点和形态结构，可分为脏、腑和奇恒之府三类。脏即肝、心、脾、肺、肾，合称"五脏"；腑即胆、胃、小肠、大肠、膀胱、三焦，合称"六腑"。

【鉴定点分布】 基本要求→基础知识→中医基础

52. 主统血功能的脏腑是（　　）。

A. 脾　　B. 肝　　C. 心　　D. 肾

【解析】 答案：A。

本题旨在考查考生对脾的生理功能的掌握情况。脾的生理功能有两个方面：一是主运化，二是主统血。故具有统血功能的脏腑为脾。

【鉴定点分布】 基本要求→基础知识→中医基础

53. 具有受盛化物生理功能的脏腑是（　　）。

A. 胃　　B. 膀胱　　C. 小肠　　D. 胆

【解析】 答案：C。

本题旨在考查考生对小肠生理功能的掌握情况。小肠的主要生理功能是受盛化物和泌别清浊，胃的主要生理功能为受纳和腐熟水谷，膀胱的主要生理功能为储存和排泄尿液，胆的主要生理功能为储存和排泄胆汁及主决断。

【鉴定点分布】基本要求→基础知识→中医基础

54. 津液的输布主要是依靠脾、肺、肾、肝和（　　）等脏腑生理功能的协调配合来完成的。

A. 膀胱　　B. 三焦　　C. 小肠　　D. 胃

【解析】答案：B。

本题旨在考查考生对津液输布基本知识的掌握情况。膀胱的主要生理功能为储存和排泄尿液，小肠的主要生理功能是受盛化物和泌别清浊，胃的主要生理功能为受纳和腐熟水谷，与津液输布无关；三焦的主要生理功能除主行诸气外，还具有疏通水道和运行水液的功能。

【鉴定点分布】基本要求→基础知识→中医基础

55. 下列不属于阴阳学说的基本内容的是（　　）。

A. 阴阳对立制约　　B. 阴阳互根互用

C. 阴阳相互转化　　D. 阴阳偏盛偏衰

【解析】答案：D。

本题旨在考查考生对阴阳基本内容的掌握情况。阴阳的基本内容包括阴阳的对立制约、阴阳的互根互用、阴阳消长及阴阳相互转化。

【鉴定点分布】基本要求→基础知识→中医基础

56. 木、火、土、金、水五种物质及其运动变化是指（　　）。

A. 五脏　　B. 五行　　C. 五感　　D. 五志

【解析】答案：B。

本题旨在考查考生对五行定义的掌握情况。五行即木、火、土、金、水五种物质及其运动变化。

【鉴定点分布】基本要求→基础知识→中医基础

57. 五行相生的次序是（　　）。

A. 木→火→土→水→金　　B. 木→金→水→火→土

C. 木→火→土→金→水　　D. 金→火→木→土→水

【解析】答案：C。

本题旨在考查考生对五行相生的掌握情况。五行的相生是指一个事物对另一个事物具有促进、助长和滋生的作用。五行相生的次序是木生火、火生土、土生金、金生水、水生木，依次相生，循环无尽。

【鉴定点分布】基本要求→基础知识→中医基础

58. （　　）归阳。

A. 胆、心、肝、脾、肺、肾

B. 心、肝、脾、肺、肾

C. 胃、胆、膀胱、三焦、小肠、大肠

D. 心、胃、肝、胆、小肠、大肠

【解析】 答案：C。

本题旨在考查考生对五脏六腑及其阴阳属性的掌握情况。脏即肝、心、脾、肺、肾，合称“五脏”；腑即胆、胃、小肠、大肠、膀胱、三焦，合称“六腑”；五脏属阴，六腑属阳。

【鉴定点分布】 基本要求→基础知识→中医基础

59. 肝的主要生理功能是（　　）。

A. 主藏血，在体为筋　　　　B. 主运化，主肌肉

C. 主血脉，主神明　　　　D. 主气，主藏精

【解析】 答案：A。

本题旨在考查考生对肝生理功能的掌握情况。肝的主要生理功能有：主疏泄、主藏血，肝在体为筋，其华在爪，在窍为目，在志为怒，在液为泪。

【鉴定点分布】 基本要求→基础知识→中医基础

60. 肺的主要生理功能是（　　）。

A. 主藏血、主运化　　　　B. 主气、司呼吸

C. 主藏精、主水液代谢　　　　D. 主神明、主肌肉

【解析】 答案：B。

本题旨在考查考生对肺生理功能的掌握情况。肺的主要生理功能有：主气、司呼吸，主行水，朝百脉而主治节。

【鉴定点分布】 基本要求→基础知识→中医基础

61. 胃的生理功能是（　　）。

A. 受纳并腐熟水谷　　　　B. 化气、行水

C. 泌别清浊　　　　D. 受盛化物

【解析】 答案：A。

本题旨在考查考生对胃生理功能的掌握情况。胃的主要生理功能为受纳和腐熟水谷。

【鉴定点分布】 基本要求→基础知识→中医基础

62. 凡是相对静止的、内守的、下降的、（　　）和晦暗的皆属于阴。

A. 运动着的　　B. 寒冷的　　C. 温暖的　　D. 外向的

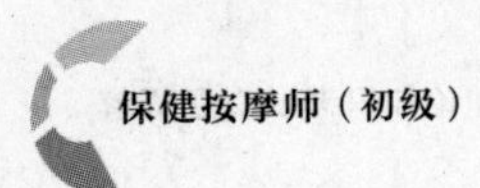

【解析】答案：B。

本题旨在考查考生对阴阳概念的掌握情况。一般来说，凡是运动的、外向的、上升的、温热的、明亮的、无形的、兴奋的都属于阳；相对静止的、内守的、下降的、寒冷的、晦暗的、有形的、抑制的都属于阴。

【鉴定点分布】基本要求→基础知识→中医基础

63. 五行，即（　　）五种物质及其运动变化。

A. 木、火、土、金、水　　B. 心、肝、脾、肺、肾

C. 胆、胃、小肠、膀胱、大肠　　D. 气、血、津液、精液、汗

【解析】答案：A。

本题旨在考查考生对五行定义的掌握情况。五行即木、火、土、金、水五种物质及其运动变化。

【鉴定点分布】基本要求→基础知识→中医基础

64. 五脏的名称是（　　）。

A. 心、肝、脾、胃、肾　　B. 心、肺、肝、胆、胃

C. 肺、心、肝、脾、肾　　D. 肝、胆、脾、肺、大肠

【解析】答案：C。

本题旨在考查考生对五脏内容的掌握情况。脏腑是内脏的总称，按照脏腑的生理功能特点和形态结构，可分为脏、腑和奇恒之府三类。脏即肝、心、脾、肺、肾，合称“五脏”。

【鉴定点分布】基本要求→基础知识→中医基础

65. 脏腑阴阳中（　　）归属于阴。

A. 胆　　B. 肺　　C. 胃　　D. 膀胱

【解析】答案：B。

本题旨在考查考生对五脏六腑及其阴阳属性的掌握情况。脏即肝、心、脾、肺、肾，合称“五脏”；腑即胆、胃、小肠、大肠、膀胱、三焦，合称“六腑”。五脏属阴，六腑属阳。

【鉴定点分布】基本要求→基础知识→中医基础

66. 主肃降通调水道的脏腑是（　　）。

A. 肺　　B. 肝　　C. 胆　　D. 肾

【解析】答案：A。

本题旨在考查考生对肺生理功能的掌握情况。肺的主要生理功能有：主气、司呼吸，主行水，朝百脉而主治节。

【鉴定点分布】 基本要求→基础知识→中医基础

67. 三焦的生理功能是（　　）。

A. 主行诸气、疏通水道　　B. 储尿排尿

C. 受纳、腐熟　　D. 分泌清浊

【解析】 答案：A。

本题旨在考查考生对三焦生理功能的掌握情况。三焦的主要生理功能有主行诸气，疏通水道和运行水液。

【鉴定点分布】 基本要求→基础知识→中医基础

68. 属于气的基本概念之一的是（　　）。

A. 构成人体的最基本物质　　B. 人体生命活动的后天之本

C. 组织器官　　D. 生殖之精

【解析】 答案：A。

本题旨在考查考生对气的概念的掌握情况。气是人体内活动力很强、运行不息的极精微物质，是构成人体和维持人体生命活动的基本物质之一。

【鉴定点分布】 基本要求→基础知识→中医基础

69. 火具有温热、光明、（　　）等性质或作用。

A. 生化　　B. 收敛　　C. 上升　　D. 滋润

【解析】 答案：C。

本题旨在考查考生对五行特性的掌握情况。具有温热、光明、上升等性质或作用的事物和现象均归属于火。

【鉴定点分布】 基本要求→基础知识→中医基础

70. 心的主要生理功能是（　）。

A. 主血脉，主藏神　　B. 主藏血，主运化

C. 主气，主藏精　　D. 主统血，主藏血

【解析】 答案：A。

本题旨在考查考生对心生理功能的掌握情况。心的生理功能主要有两个方面：一是主血脉，二是主藏神。

【鉴定点分布】 基本要求→基础知识→中医基础

71. 主藏血的脏腑是（　）。

A. 心　　B. 肝　　C. 肾　　D. 脾

【解析】 答案：B。

本题旨在考查考生对肝生理功能的掌握情况。肝的主要生理功能有主疏泄与主

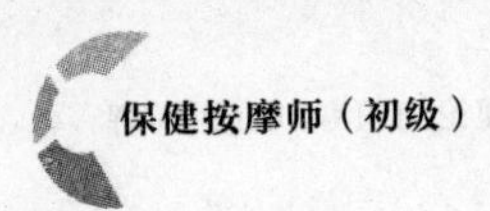

藏血。

【鉴定点分布】基本要求→基础知识→中医基础

72. 主水液代谢的脏腑是（　　）。

A. 心　　B. 胆　　C. 脾　　D. 肾

【解析】答案：D。

本题旨在考查考生对肾生理功能的掌握情况。肾的主要生理功能有三个方面：一是藏精、主生长发育生殖与脏腑气化；二是主水，是指肾气具有主司和调节全身水液代谢的功能；三是主纳气。

【鉴定点分布】基本要求→基础知识→中医基础

73. 有分清泌浊的生理功能的脏腑是（　　）。

A. 大肠　　B. 小肠　　C. 胃　　D. 膀胱

【解析】答案：B。

本题旨在考查考生对小肠生理功能的掌握情况。小肠的主要生理功能是受盛化物和泌别清浊。

【鉴定点分布】基本要求→基础知识→中医基础

74. “后天之精”来源于（　　）。

A. 水谷　　B. 父母　　C. 肾　　D. 肺

【解析】答案：A。

本题旨在考查考生对精的来源的掌握情况。先天之精禀受于父母，后天之精来源于水谷，又称“水谷之精”。

【鉴定点分布】基本要求→基础知识→中医基础

75. 经络是（　　）、联络脏腑肢节、沟通上下内外的通路。

A. 运送血液　　B. 运行气血　　C. 通行精气　　D. 传送信息

【解析】答案：B。

本题旨在考查考生对经络含义的掌握情况。经络是运行气血、联络脏腑肢节、沟通上下内外的通路，是经脉和络脉的总称。

【鉴定点分布】基本要求→基础知识→经络腧穴

76. 腧穴的定位方法可分为（　　）。

A. 骨度分寸法、体表标志法、手指比量法和简易取穴法

B. 骨度分寸法、体表标志法、固定标志法和活动标志法

C. 骨度分寸法、体表标志法、中指同身寸法和简易取穴法

D. 骨度分寸法、拇指同身寸法、中指同身寸法和横指同身寸法

【解析】答案：A。

本题旨在考查考生对腧穴定位方法的掌握情况。腧穴的定位方法主要有四种：骨度分寸法、体表标志法、手指比量法和简易取穴法；其中体表标志法又分为固定标志法和活动标志法，手指比量法包括中指同身寸法、拇指同身寸法及一夫法。

【鉴定点分布】基本要求→基础知识→经络腧穴

77. 尺泽穴位于（　　）。

A. 肘横纹上，肱二头肌腱桡侧凹陷处

B. 曲池下 2 寸

C. 内踝窝点上 3 寸

D. 腕横纹中点

【解析】答案：A。

本题旨在考查考生对尺泽穴定位的掌握情况。尺泽穴的正确定位为：仰掌微屈肘，位于肘横纹中，肱二头肌腱桡侧缘凹陷中。

【鉴定点分布】基本要求→基础知识→经络腧穴

78. 神门穴的主治作用之一是治疗（　　）。

A. 心痛心悸　　B. 头痛、目眩

C. 呕吐　　D. 胃痛、腹泻

【解析】答案：A。

本题旨在考查考生对神门穴主治的掌握情况。神门穴为手少阴心经穴位，心经腧穴主治心、胸、神志病及经脉循行部位的其他病症，神门穴常用于心痛心悸、健忘失眠、癫狂、痫症及胸胁痛。

【鉴定点分布】基本要求→基础知识→经络腧穴

79. 曲泽穴的定位是：微屈肘，位于肘横纹中，肱二头肌腱（　　）缘。

A. 尺侧　　B. 桡侧　　C. 内侧　　D. 外侧

【解析】答案：A。

本题旨在考查考生对曲泽穴定位的掌握情况。曲泽穴为手厥阴心包经穴位，其定位为肘横纹中，肱二头肌腱尺侧缘。该穴位与尺泽穴对应记忆，两穴均位于肘横纹中，肱二头肌腱尺侧为曲泽穴，桡侧为尺泽穴。

【鉴定点分布】基本要求→基础知识→经络腧穴

80.（　　）常用于臂痛、肩重不能举。

A. 肩髎　　B. 臑会　　C. 外关　　D. 翳风

【解析】答案：A。

本题旨在考查考生对肩髃穴主治的掌握情况。肩髃穴常用于臂痛、肩重、不能举；臑会常用于上肢臂痛、颈淋巴结炎、甲状腺肿；外关常用于热病头痛、目赤肿痛、耳鸣耳聋、上肢痿痹不遂；翳风常用于耳鸣耳聋、口眼歪斜、齿痛颊肿。

【鉴定点分布】基本要求→基础知识→经络腧穴

81. 斜方肌与胸锁乳突肌之间上端凹陷中是（　　）穴。

A. 风府　　B. 风池　　C. 脑空　　D. 神庭

【解析】答案：B。

本题旨在考查考生对风池穴定位的掌握情况。风府穴与神庭穴为督脉穴位，风府位于后发际正中直上1寸，枕外隆凸直下，两侧斜方肌之间的凹陷中；神庭穴位于前发际正中直上0.5寸。风池穴与脑空穴为胆经穴位，风池穴位于枕骨之下，与风府穴相平，斜方肌与胸锁乳突肌之间上端凹陷中；脑空穴位于枕外隆凸的上缘外侧，头正中线旁开2.25寸。

【鉴定点分布】基本要求→基础知识→经络腧穴

82. 人体腧穴很多，大体分为（　　）、奇穴和阿是穴。

A. 经穴　　B. 十二经穴　　C. 络穴、经穴　　D. 特定穴

【解析】答案：A。

本题旨在考查考生对腧穴分类方法的掌握情况。腧穴大体分为十四经穴、经外奇穴、阿是穴三类。十四经穴简称经穴。

【鉴定点分布】基本要求→基础知识→经络腧穴

83. 人体经脉系统主要为十四经脉，即手三阴经、手三阳经、足三阴经、足三阳经共十二经脉，再加上（　　）。

A. 冲脉、任脉　　B. 带脉、督脉

C. 任脉、督脉　　D. 任脉、带脉

【解析】答案：C。

本题旨在考查考生对经络系统的主要组成的掌握情况。人体的经脉系统主要为十四经脉，十四经脉包括手三阴经、手三阳经、足三阴经、足三阳经及奇经八脉中的任脉和督脉。

【鉴定点分布】基本要求→基础知识→经络腧穴

84. （　　）穴的定位是在尺侧腕屈肌腱的桡侧凹陷中，腕横纹尺侧端。

A. 大陵　　B. 神门　　C. 太渊　　D. 列缺

【解析】答案：B。

本题旨在考查考生对神门穴定位的掌握情况。神门穴为手少阴心经穴，定位为：

仰掌，位于腕部，腕横纹尺侧端，尺侧腕屈肌腱的桡侧凹陷处。

【鉴定点分布】基本要求→基础知识→经络腧穴

85. 合谷穴的主治作用是（　　）。

A. 目赤肿痛，齿痛，咽喉肿痛

B. 心悸，心慌，失眠，多梦，心绪不宁

C. 咳嗽，气喘，咳痰带血，胸闷

D. 腰痛背酸，下肢麻木，行走乏力

【解析】答案：A。

本题旨在考查考生对合谷穴应用的掌握情况。合谷穴为手阳明大肠经穴位，常用于头面五官疾病、发热恶寒等外感病症，以及热病无汗或多汗、经闭、滞产等妇科病症。

【鉴定点分布】基本要求→基础知识→经络腧穴

86. 位于肩胛骨冈下窝中央凹陷处，平第四胸椎的是（　　）。

A. 肩外俞　　B. 天宗穴　　C. 肩贞穴　　D. 肩中俞

【解析】答案：B。

本题旨在考查考生对天宗穴定位的掌握情况。天宗穴为手太阳小肠经穴，位于肩胛骨冈下窝中央凹陷处，平第四胸椎。

【鉴定点分布】基本要求→基础知识→经络腧穴

87. 地仓穴的主治作用是（　　）。

A. 口角歪斜、流涎　　B. 咳嗽、气喘

C. 腹胀、腹痛、下利清谷　　D. 腰背疼痛

【解析】答案：A。

本题旨在考查考生对地仓穴应用的掌握情况。地仓穴为足阳明胃经穴，位于面部口角外侧，常用于口角歪斜、流涎、齿痛、颊肿。

【鉴定点分布】基本要求→基础知识→经络腧穴

88. （　　）穴位于内踝高点直上 3 寸，胫骨后缘。

A. 三阴交　　B. 足三里　　C. 昆仑　　D. 阳陵泉

【解析】答案：A。

本题旨在考查考生对三阴交定位的掌握情况。三阴交为脾经穴，位于小腿内侧面，内踝尖上 3 寸，胫骨内侧面后缘。

【鉴定点分布】基本要求→基础知识→经络腧穴

89. （　　）主治妇科病，泌尿生殖系统疾病，以及与（　　）有关的肺、心、

肝、脑、咽、舌等经脉循行部位的其他病证。

A. 手少阳三焦经 三焦　　B. 足太阳膀胱经 膀胱

C. 足太阴脾经 脾　　D. 足少阴肾经 肾

【解析】 答案：D。

本题旨在考查考生对足少阴肾经腧穴主治的掌握情况。肾经腧穴主要治疗妇科病、泌尿生殖系统疾病，以及与肾有关的肺、心、肝、脑、咽、舌等经脉循行部位的其他病证。

【鉴定点分布】 基本要求→基础知识→经络腧穴

90. 人体的腧穴很多，大体分为（　　）。

A. 十二经穴、奇穴、阿是穴三大类

B. 经穴、奇穴、络穴、阿是穴四大类

C. 经穴、奇穴、阿是穴三大类

D. 经穴、络穴、阿是穴三大类

【解析】 答案：C。

本题旨在考查考生对腧穴分类方法的掌握情况。腧穴大体分为十四经穴、经外奇穴、阿是穴三类。十四经穴简称经穴。

【鉴定点分布】 基本要求→基础知识→经络腧穴

91. 人体经脉系统主要为（　　）经脉，即手三阴经、手三阳经、足三阴经、足三阳经等经脉，再加上任脉、督脉。

A. 十二　　B. 十四　　C. 十六　　D. 十

【解析】 答案：B。

本题旨在考查考生对经络系统的主要组成的掌握情况。人体的经脉系统主要为十四经脉，十四经脉包括手三阴经、手三阳经、足三阴经、足三阳经及奇经八脉中的任脉和督脉。

【鉴定点分布】 基本要求→基础知识→经络腧穴

92. 位于肘横纹上，肱二头肌腱桡侧凹陷处的穴位是（　　）。

A. 手三里穴　　B. 三阴交穴　　C. 尺泽穴　　D. 神门穴

【解析】 答案：C。

本题旨在考查考生对尺泽穴定位的掌握情况。尺泽穴位于肘横纹中，肱二头肌腱桡侧凹陷处。

【鉴定点分布】 基本要求→基础知识→经络腧穴

93.（　　）是曲池穴的正确定位。

A. 屈肘，在肘横纹外侧端与肱骨外上髁连接的中点

B. 屈肘，在肘横纹，肱二头肌腱尺侧端凹陷处

C. 伸肘，在肘横纹上，肱二头肌肌腱桡侧

D. 伸肘，在肘横纹上，肱二头肌肌腱尺侧

【解析】 答案：A。

本题旨在考查考生对曲池穴定位的掌握情况。曲池穴位于肘横纹外侧端与肱骨外上髁连接的中点。

【鉴定点分布】 基本要求→基础知识→经络腧穴

94. 翳风位于耳垂后方，（　　）与下颌角之间的凹陷处。

A. 枕外隆突　　B. 乳突　　C. 颞骨　　D. 额骨

【解析】 答案：B。

本题旨在考查考生对翳风穴定位的掌握情况。翳风位于耳垂后方，乳突与下颌角之间的凹陷处。

【鉴定点分布】 基本要求→基础知识→经络腧穴

95. 主治目赤肿痛、流泪、雀目的穴位有（　　）。

A. 睛明穴　　B. 尺泽穴　　C. 百会穴　　D. 云门穴

【解析】 答案：A。

本题旨在考查考生对睛明穴应用的掌握情况。睛明穴为足太阳膀胱经穴位，常用于目赤肿痛、迎风流泪、视物不明、雀目等。

【鉴定点分布】 基本要求→基础知识→经络腧穴

96. 月经不调、崩漏、经闭、湿疹、股内侧痛当选（　　）穴。

A. 气海　　B. 颊车　　C. 血海　　D. 极泉

【解析】 答案：C。

本题旨在考查考生对血海穴应用的掌握情况。血海穴为足太阴脾经穴位，位于足内侧，常用于月经不调、皮肤瘙痒、崩漏、经闭、湿疹、股内侧痛等。

【鉴定点分布】 基本要求→基础知识→经络腧穴

97. 经络是运行气血，（　　），沟通上下内外的通路。

A. 联络脏与脏　　B. 联络腑与腑

C. 联络脏腑肢节　　D. 联络气血

【解析】 答案：C。

本题旨在考查考生对经络含义的掌握情况。经络是运行气血，联络脏腑肢节，沟通上下内外的通路，是经脉和络脉的总称。

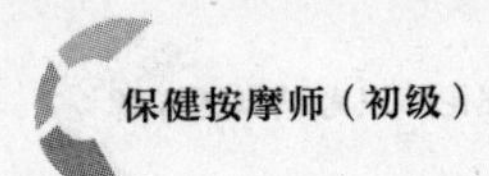

【鉴定点分布】基本要求→基础知识→经络腧穴

98. 腧穴固定标志定位法是指利用机体某些固定部位，如五官、乳头、毛发，以及骨节突起和凹陷，肌肉隆起为标志取穴，标志（　　）影响。

A. 受机体　　B. 不受机体　　C. 受机体活动　　D. 不受机体活动

【解析】答案：D。

本题旨在考查考生对固定标志取穴法的掌握情况。固定标志取穴法是指利用机体某些固定部位，如五官、乳头、毛发，以及骨节突起和凹陷，肌肉隆起为标志取穴，且标志不受机体活动影响。

【鉴定点分布】基本要求→基础知识→经络腧穴

99. 肩外俞穴主治（　　）。

A. 泄泻、水肿、身热无汗或盗汗

B. 头痛、目眩、视物不清

C. 肩背酸痛、颈项强痛、肘臂冷痛

D. 心痛、健忘、心烦、咳血、盗汗

【解析】答案：C。

本题旨在考查考生对肩外俞穴应用的掌握情况。肩外俞穴为手太阳小肠经腧穴，常用于肩背酸痛、颈项强痛、肘臂冷痛等。

【鉴定点分布】基本要求→基础知识→经络腧穴

100. 位于第三胸椎棘突下，旁开 1.5 寸的穴位是（　　）。

A. 大杼穴　　B. 肺俞穴　　C. 心俞穴　　D. 风门穴

【解析】答案：B。

本题旨在考查考生对肺俞穴定位的掌握情况。肺俞穴为膀胱经腧穴，位于第三胸椎棘突下，旁开1.5寸。

【鉴定点分布】基本要求→基础知识→经络腧穴

101. （　　）穴位于内踝尖正下缘凹陷处。

A. 照海　　B. 昆仑　　C. 太溪　　D. 公孙

【解析】答案：A。

本题旨在考查考生对照海穴的掌握情况。照海穴为足少阴肾经腧穴，位于内踝尖正下缘凹陷处。

【鉴定点分布】基本要求→基础知识→经络腧穴

102. 脐下 3 寸取（　　）穴。

A. 上脘　　B. 关元　　C. 气海　　D. 下脘

【解析】答案：B。

本题旨在考查考生对关元穴定位的掌握情况。关元穴为任脉腧穴，位于前正中线上，脐下3寸。

【鉴定点分布】基本要求→基础知识→经络腧穴

103. 以下不属于命门穴的主治作用的是（　　）。

A. 腰脊强痛　　B. 阳痿　　C. 腰痛　　D. 咳嗽

【解析】答案：D。

本题旨在考查考生对命门穴应用的掌握情况。命门穴常用于阳痿、遗精、带下、遗尿、月经不调、腰脊强痛等。

【鉴定点分布】基本要求→基础知识→经络腧穴

104. 按摩起源于（　　）和劳动、生活实践。

A. 行为意识　　B. 人的本能行为

C. 集体的智慧　　D. 集体的力量

【解析】答案：B。

本题旨在考查考生对按摩的起源基础知识的掌握情况。原始人在肢体受冻时知道摩擦取暖，在外伤疼痛时会本能地去抚摸或按压受伤部位，所以按摩是起源于本能行为和劳动、生活实践。

【鉴定点分布】基本要求→基础知识→按摩概述

105.（　　）是我国第一部记述养生保健按摩的医学理论专著。

A.《金匮要略》　　B.《黄帝内经》

C.《诸病源候论》　　D.《养生方》

【解析】答案：B。

本题旨在考查考生对按摩发展概况的掌握情况。《黄帝内经》是我国第一部记述养生保健按摩的医学理论专著。

【鉴定点分布】基本要求→基础知识→按摩概述

106. 下列叙述中不正确的是（　　）。

A. 新中国成立后，全国和一些省市相继成立了按摩科研机构，对按摩医学的发掘、继承、提高起到了积极作用

B. 新中国成立后，按摩成为人们不可缺少的治疗方式

C. 20世纪80年代以来，“预防为主”“全民健身”已成为人们的普遍共识和自觉行为

D. 我国按摩学的新进展越来越受到世界医学界的重视，对世界医学科学做

出了一定贡献

【解析】答案：B。

本题旨在考查考生对现代按摩概况的掌握情况。新中国成立以后，按摩越来越受到重视，其在保健方面的优势更加突出，但是并不是主流医学，并非不可缺少的治疗方式。

【鉴定点分布】基本要求→基础知识→按摩概述

107. 下列不是唐代孙思邈对保健按摩做出的突出贡献的是（　　）。

A. 提出了老年养生保健按摩的作用及具体方法

B. 介绍了称作“天竺国按摩，此是婆罗门法”的古印度导引按摩术和中国古代的“老子按摩法”两套按摩术

C. 提出了“每日必须调气、补泻、按摩、导引为佳，勿以康健，便为常然，常须安不忘危，预防诸病也”的观念

D. 提出了药物外用与按摩相结合的疗法

【解析】答案：D。

本题旨在考查考生对孙思邈养生思想的掌握情况。孙思邈在《千金药方》中明确提出“每日必须调气、补泻、按摩、导引为佳，勿以康健，便为常然，常须安不忘危，预防诸病也”；提出了老年养生保健按摩的作用及具体方法；在著作中详细介绍了称作“天竺国按摩，此是婆罗门法”的古印度导引按摩术和中国古代的“老子按摩法”两套按摩术。

【鉴定点分布】基本要求→基础知识→按摩概述

108. 先秦时期按摩的主流当以（　　）为主。

A. 保健　　B. 医疗　　C. 休闲　　D. 护肤

【解析】答案：B。

本题旨在考查考生对按摩发展源流的掌握情况。先秦时期保健性质的按摩在文献中有所提及，但是按摩的主流是医疗。

【鉴定点分布】基本要求→基础知识→按摩概述

109. 下列不是按摩的作用原理的是（　　）。

A. 促进气血运行　　B. 疏通经络

C. 改善睡眠　　D. 增强人体抗病能力

【解析】答案：C。

本题旨在考查考生对按摩作用的原理的掌握情况。按摩作用的原理有促进气血运行、疏通经络、调整脏腑功能、滑利关节、增强人体抗病能力，改善睡眠是通过按摩达到的效果，不是按摩的原理。

【鉴定点分布】 基本要求→基础知识→按摩作用原理

110. 气血是（　　）。

A. 人体气血运行的通路　　B. 主持人体生命活动的主要器官

C. 构成人体的基本物质　　D. 沟通上下内外的通路

【解析】 答案：C。

本题旨在考查考生对气血基本知识的掌握情况。气血是构成人体的基本物质，是脏腑、经络、组织器官进行生理活动的基础，人体的一切组织都需要气血的供养和调节才能发挥它的功能。

【鉴定点分布】 基本要求→基础知识→按摩作用原理

111. 下列叙述中错误的是（　　）。

A. 经络是人体气血运行的通路

B. 保健按摩能调节机体的生理、病理状况，达到保健效果，使百脉疏通、五脏安和

C. 推拿手法作用于体表，就能引起局部经络反应

D. 经络的生理功能发生障碍时，百病则由此而生

【解析】 答案：D。

本题旨在考查考生对按摩疏通经络的原理的掌握情况。经络的生理功能发生障碍时就会导致气血失调，不能行使其正常功能，百病则由此而生。经络的生理功能发生障碍直接影响的是气血的运行，而不是直接导致疾病的产生。

【鉴定点分布】 基本要求→基础知识→按摩作用原理

112. 按摩可以疏通经络，促进气血运行，调整脏腑功能，（　　），增强人体抗病能力，达到调和人体阴阳的作用。

A. 闭藏精气　　B. 滑利关节　　C. 分泌清浊　　D. 主行诸气

【解析】 答案：B。

本题旨在考查考生对按摩作用原理的掌握情况。按摩的作用原理有：促进气血运行、调整脏腑功能、滑利关节、增强人体抗病能力。

【鉴定点分布】 基本要求→基础知识→按摩作用原理

113. 促进气血运行的途径是（　　）。

A. 健运脾胃，疏通经络和加强肝的疏泄功能

B. 疏通经络和濡养脏腑组织

C. 健运脾胃和加强小肠化气行水的功能

D. 加强胆的藏精、助消化和肝的疏泄功能

【解析】答案：A。

本题旨在考查考生对按摩促进气血运行原理的掌握情况。按摩具有调和气血、促进气血运行的作用。其途径有健运脾胃，疏通经络和加强肝的疏泄功能。

【鉴定点分布】基本要求→基础知识→按摩作用原理

114. 保健按摩对脏腑的不同状态，有着（　　）的作用。

A. 双相良性调整　　B. 疏通经络

C. 促进新陈代谢　　D. 改善局部营养

【解析】答案：A。

本题旨在考查考生对按摩调整脏腑功能的掌握情况。实践证明，保健按摩对脏腑的不同状态，有着双向的良性调节作用。例如按揉足三里穴，既能使分泌过多的胃液减少，也可以使分泌不足的胃液增多。

【鉴定点分布】基本要求→基础知识→按摩作用原理

115. （　　）是生成气血的重要物质基础。

A. 气血、津液　　B. 血、肌肉、骨骼

C. 饮食水谷　　D. 运输水谷

【解析】答案：C。

本题旨在考查考生对气血生成的掌握情况。人体的气来源于先天之精所化生的先天之气、水谷精微所化生的水谷之气和自然界的清气；血液是由水谷精微和肾精在脾胃、心肺、肾的共同作用下化生的。故饮食水谷精微是生成气血的重要物质基础。

【鉴定点分布】基本要求→基础知识→按摩作用原理

116. 保健按摩对脏腑的调节作用，是通过手法刺激体表直接影响脏腑功能，以及（　　）间的联系来实现的。

A. 经络与脏腑　　B. 气血与经络

C. 气血与脏腑　　D. 经络

【解析】答案：A。

本题旨在考查考生对保健按摩调节脏腑功能的掌握情况。脏腑是化生气血、调节经络、主持人体生命活动的主要器官。保健按摩对脏腑的调节作用，是通过手法刺激体表直接影响脏腑功能，以及经络与脏腑间的联系来实现的。

【鉴定点分布】基本要求→基础知识→按摩作用原理

117. 下列叙述中不是保健按摩滑利关节的作用表现的是（　　）。

A. 保健按摩手法促进局部气血运行，消肿祛瘀

B. 运用适当的活动关节的手法松解粘连

C. 应用整复手法纠正筋出槽、关节错缝

D. 按摩手法可以通过疏通经络，调和气血，有利于正气发挥其固有的作用

【解析】答案：D。

本题旨在考查考生对保健按摩滑利关节作用的掌握情况。保健按摩滑利关节的作用表现为三个方面：一是保健按摩手法促进局部气血运行，消肿祛瘀，改善局部营养，促进新陈代谢；二是运用适当的活动关节的手法松解粘连；三是应用整复手法纠正筋出槽、关节错缝。

【鉴定点分布】基本要求→基础知识→按摩作用原理

118. 人体的一切组织都需要（　　），才能发挥它的功能。

A. 气血的供养和调节　　B. 经络的营内卫外

C. 维持对脏腑的调节　　D. 气血的温煦濡养

【解析】答案：A。

本题旨在考查考生对气血基本知识的掌握情况。气血是构成人体的基本物质，是脏腑、经络、组织器官进行生理活动的基础，人体的一切组织都需要气血的温煦濡养，才能发挥它的功能。

【鉴定点分布】基本要求→基础知识→按摩作用原理

119. 当推拿手法作用于体表时，能起到（　　）的作用。

A. 平衡阴阳　　B. 增强正气　　C. 醒脑提神　　D. 激发和调整经气

【解析】答案：D。

本题旨在考查考生对按摩作用原理的掌握情况。保健按摩具有疏通经络的作用，运用适当的推拿手法作用于体表，就能引起局部经络反应。当推拿手法作用于体表时，能起到激发和调整经气的作用。

【鉴定点分布】基本要求→基础知识→按摩作用原理

120. 按揉或一指禅推足三里穴（　　）。

A. 能使分泌过多的胃液减少，也可使分泌不足的胃液增多

B. 能使分泌过多的胃液减少，但不可以使分泌不足的胃液增多

C. 能使分泌不足的胃液增多，但不可以使分泌过多的胃液减少

D. 以上叙述均不正确

【解析】答案：A。

本题旨在考查考生对推拿调节脏腑功能的掌握情况。保健按摩对脏腑的不同状态，有着双向的良性调整作用。按揉或一指禅推足三里穴既能使分泌过多的胃液减少，也可以使分泌不足的胃液增多。

【鉴定点分布】基本要求→基础知识→按摩作用原理

121. 按摩主要分为（　　）。

A. 医疗按摩、保健按摩、康复按摩、经络按摩、运动按摩和其他按摩

B. 医疗按摩、保健按摩、经络按摩、运动按摩和其他按摩

C. 医疗按摩、保健按摩、康复按摩、运动按摩和其他按摩

D. 医疗按摩、保健按摩、经络按摩和其他按摩

【解析】 答案：C。

本题旨在考查考生对按摩种类的掌握情况。按摩主要可以分为医疗按摩、保健按摩、康复按摩、运动按摩和其他按摩。

【鉴定点分布】 基本要求→基础知识→按摩的种类

122. 保健按摩的主要目的是（　　）。

A. 强身健体、延年益寿　　B. 治疗疾病

C. 疏解压力　　D. 娱乐

【解析】 答案：A。

本题旨在考查考生对保健按摩特点的掌握情况。保健按摩的主要目的是强身健体、延年益寿，治疗疾病属于医疗按摩的目的，这也是保健按摩与医疗按摩需要加以区别的地方。

【鉴定点分布】 基本要求→基础知识→按摩的种类

123. 医疗按摩的理论基础是（　　）。

A. 以局部和体表按摩为主，循经取穴

B. 以局部按摩为主，循经取穴

C. 以体表按摩为主，循经取穴

D. 以局部和体表按摩为主

【解析】 答案：A。

本题旨在考查考生对医疗按摩理论基础的掌握情况。医疗按摩的理论基础是：以局部和体表按摩为主，循经取穴。

【鉴定点分布】 基本要求→基础知识→按摩的种类

124. 关于按摩分类叙述正确的是（　　）。

A. 按摩可分为摸、接、端、提、按、摩、推、拿八法

B. 按摩可分为内、外、妇、儿、五官及运动、旅游、康复、保健等类别

C. 按摩可分为医疗按摩、保健按摩、经络按摩、运动按摩和其他按摩

D. 以上均不正确

【解析】 答案：D。

本题旨在考查考生对按摩分类的掌握情况。按摩主要可以分为医疗按摩、保健按

摩、康复按摩、运动按摩和其他按摩。

【鉴定点分布】基本要求→基础知识→按摩的种类

125. 保健按摩的特点叙述错误的是（　　）。

A. 保健按摩是以循经取穴，局部和体表按摩为主

B. 保健按摩的主要手法是柔和、均匀、持久、有力

C. 保健按摩师需取得执业医师资格证方可就业

D. 保健按摩师没有诊断和治疗的权利，不能扳动第三椎

【解析】答案：C。

本题旨在考查考生对保健按摩特点的掌握情况。保健按摩师从事的是保健按摩而非医疗按摩，故需要取得的是保健按摩师证而不是执业医师资格证。

【鉴定点分布】基本要求→基础知识→按摩的种类

126. 保健按摩的基本手法分为：摩擦类、挤压类、摆动类、振动类、叩击类、（　　）六大类，二十四种手法。

A. 拔伸类　　　　B. 运动关节类

C. 抖动类　　　　D. 提拉类

【解析】答案：B。

本题旨在考查考生对保健按摩手法分类的掌握情况。保健按摩基本手法分为摩擦类、挤压类、摆动类、振动类、叩击类、运动关节类六大类。拔伸法属于运动关节类手法，抖法属于振动类手法。

【鉴定点分布】基本要求→基础知识→按摩手法

127. 以（　　）贴附在体表做直线或环形移动，称摩擦类手法。

A. 掌、指　　　　B. 掌、指或前臂

C. 掌、肘　　　　D. 掌、指或肘

【解析】答案：D。

本题旨在考查考生对摩擦类手法含义的掌握情况。摩擦类手法的含义为以掌、指或肘贴附在体表做直线或环形移动。

【鉴定点分布】基本要求→基础知识→按摩手法

128. 推法包括（　　）。

A. 斜推法、掌推、指推　　　　B. 全推法、肘推、掌推

C. 平推、掌推、指推　　　　D. 指推、掌推、肘推

【解析】答案：D。

本题旨在考查考生对推法分类的掌握情况。以指、掌或肘着力于机体的一定部位，

做单方向的直线运动称为推法；推法可以分为指推（拇指推、多指推）、掌推、肘推。

【鉴定点分布】基本要求→基础知识→按摩手法

129. 手紧贴皮肤，往返直线移动使皮肤产生热量的手法是（　　）。

A. 摩法　　B. 搓法　　C. 抹法　　D. 擦法

【解析】答案：D。

本题旨在考查考生对擦法含义的掌握情况。用手紧贴体表，稍用力下压直线往返摩擦，使之产生一定热量的手法称为擦法。

【鉴定点分布】基本要求→基础知识→按摩手法

130. 用指掌或肢体其他部位（　　）或对称性挤压体表，称挤压类手法。

A. 环形移动　　B. 按压　　C. 直线移动　　D. 单方向移动

【解析】答案：B。

本题旨在考查考生对挤压类手法含义的掌握情况。挤压类手法含义为用指掌或肢体其他部位按压或对称性挤压体表。

【鉴定点分布】基本要求→基础知识→按摩手法

131. 按法要求用力（　　），稳而持续。

A. 由轻到重再到轻　　B. 由轻到重

C. 由轻到重再加重　　D. 由重到轻

【解析】答案：A。

本题旨在考查考生对按法操作要领的掌握情况。按法操作时用力要求由轻到重，由重到轻，切忌使用猛力按压。

【鉴定点分布】基本要求→基础知识→按摩手法

132. 摆动类手法包括（　　）。

A. 一指禅推法、揉法、搓法　　B. 一指禅推法、揉法、捻法

C. 一指禅推法、揉法、㨰法　　D. 揉法、㨰法、点法

【解析】答案：C。

本题旨在考查考生对摆动类手法分类的掌握情况。以指、掌或腕关节做协调连续的摆动动作称为摆动类手法，包括揉法、㨰法和一指禅推法。

【鉴定点分布】基本要求→基础知识→按摩手法

133. 以掌、指或肘贴附在体表做（　　）或环形移动称摩擦类手法。

A. 单方向　　B. 直线　　C. 垂直　　D. 挤压

【解析】答案：B。

本题旨在考查考生对摩擦类手法含义的掌握情况。以掌、指或肘贴附在体表做直

线或环形移动称摩擦类手法。

【鉴定点分布】基本要求→基础知识→按摩手法

134. 指摩法应以（　　）着力在体表施术。

A. 食指、中指、无名指、小指指面

B. 掌指、掌心、大鱼际、小鱼际

C. 拇指、食指、中指指面

D. 食指、中指、无名指指面

【解析】答案：A。

本题旨在考查考生对指摩法的掌握情况。指摩法为手指并拢，指掌部自然伸直，腕部微屈，用食指、中指、无名指、小指指面附着于一定部位，随同腕关节做环旋移动。

【鉴定点分布】基本要求→基础知识→按摩手法

135. 挤压类手法包括（　　）等手法。

A. 按、点、拨、捏、拿、捻和踩跷

B. 按、点、拨、搓、拿、捻和踩跷

C. 按、点、拨、捏、拿、揉

D. 按、点、拨、揉、滚

【解析】答案：A。

本题旨在考查考生对挤压类手法分类的掌握情况。挤压类手法包括按、点、拨、捏、拿、捻和踩跷。搓法为摩擦类手法，滚法及揉法属于摆动类手法。

【鉴定点分布】基本要求→基础知识→按摩手法

136. 拨法时拨动着力部分不能与（　　）有摩擦移动。

A. 皮肤　　B. 皮下组织　　C. 肌肉　　D. 肌腱、韧带

【解析】答案：A。

本题旨在考查考生对拨法的掌握情况。用指端、掌根或肘尖做与肌纤维、肌腱、韧带呈垂直方向的拨动，称为拨法。操作时着力部位下压至一定深度，再与软组织成垂直方向拨动。拨动时不能在皮肤表面有摩擦移动。

【鉴定点分布】基本要求→基础知识→按摩手法

137. 用拇指、食指和中指的拿法称（　　）。

A. 五指拿法　　B. 三指拿法　　C. 掌拿法　　D. 提拿法

【解析】答案：B。

本题旨在考查考生对拿法的掌握情况。拇指、食指和中指相对用力，提捏一定部

位称为三指拿法；拇指、食指、中指、无名指和小指相对用力，提捏一定部位称为五指拿法。

【鉴定点分布】基本要求→基础知识→按摩手法

138. 侧掌滚法是以（　　）附着于一定部位上，持续不断地来回滚动。

A. 中指、无名指、小指　　B. 手掌背部近小指侧部分

C. 食指、中指、无名指　　D. 手掌背部近掌根部分

【解析】答案：B。

本题旨在考查考生对侧掌滚法的掌握情况。用手掌背部近小指侧部分附着于一定部位，掌指关节处略弯曲，通过腕关节做主动连续的内旋和外旋，使掌背小鱼际外侧部在受术者体表一定部位上持续不断地来回滚动，称为侧掌滚法。

【鉴定点分布】基本要求→基础知识→按摩手法

139. 抖法的要领是抖动幅度要小，频率要快，（　　）。

A. 牵引力适宜，节律均匀　　B. 牵引力要大，力度以能耐受为度

C. 不需牵引，节律均匀　　D. 牵引力适宜，快慢交替进行

【解析】答案：A。

本题旨在考查考生对抖法操作要领的掌握情况。抖法的操作要领是：抖动幅度要小，频率要快，牵引力适宜，节律均匀。

【鉴定点分布】基本要求→基础知识→按摩手法

140. 掌击法时施术手指自然分开微屈，腕关节伸直或背伸以（　　）着力于施术部位。

A. 掌根　　B. 全掌　　C. 大鱼际　　D. 掌背

【解析】答案：A。

本题旨在考查考生对掌击法的掌握情况。施术手指自然分开，微屈，腕关节伸直或背伸，以掌根或小鱼际着力于施术部位，进行击打，称为掌击法。

【鉴定点分布】基本要求→基础知识→按摩手法

141. 推法包括（　　）。

A. 斜推法、掌推、指推　　B. 全推法、肘推、掌推

C. 平推、掌推、指推　　D. 指推、掌推、肘推

【解析】答案：D。

本题旨在考查考生对推法分类的掌握情况。以指、掌或肘着力于机体的一定部位，做单方向的直线运动称为推法；推法可以分为指推（拇指推、多指推）、掌推、肘推。

【鉴定点分布】基本要求→基础知识→按摩手法

142. 按法的要领是（　　）。

A. 垂直向下按压，稳而持续，由轻到重，再减轻压力结束手法

B. 用力向下，稳而持续，由轻到重

C. 按法时力可向上或向下，稳而持续加压

D. 垂直向前按压，由轻到重，稳而持续加压后放松

【解析】答案：A。

本题旨在考查考生对按法操作要领的掌握情况。按法操作时要求垂直向下按压，稳而持续，用力由轻到重，由重到轻，切忌使用猛力按压。

【鉴定点分布】基本要求→基础知识→按摩手法

143. 揉法施术时以指掌（　　）施术部位后进行。

A. 按住　　B. 吸定在　　C. 摩擦　　D. 环行摩擦

【解析】答案：B。

本题旨在考查考生对揉法的掌握情况。用指、掌或前臂附着于一定部位，做轻柔缓和的环转运动，并带动该处的皮下组织，称为揉法。揉法需要带动皮下组织，故需要吸定在施术部位。

【鉴定点分布】基本要求→基础知识→按摩手法

144. 振法要求指掌（　　）在体表或穴位上。

A. 紧贴　　B. 贴附　　C. 吸定　　D. 附着

【解析】答案：A。

本题旨在考查考生对振法的掌握情况。以指或掌着力于一定部位做强烈的震颤，称为振法。操作时要求紧贴在施术部位。

【鉴定点分布】基本要求→基础知识→按摩手法

145. 拍法是利用腕关节（　　）带动着力于施术部位。

A. 屈伸　　B. 旋前　　C. 内收　　D. 旋后

【解析】答案：A。

本题旨在考查考生对拍法的掌握情况。手指自然并拢，掌指关节微曲，用手腕部屈伸带动手着力于施术部位，平稳而有节奏地反复拍打的手法称为拍法。

【鉴定点分布】基本要求→基础知识→按摩手法

146. 屈伸法是（　　）的方法。

A. 使关节做主动的屈伸活动　　B. 使关节在矢状轴上进行被动活动

C. 使关节做被动屈伸活动　　D. 牵拉关节做屈伸活动

【解析】答案：C。

本题旨在考查考生对屈伸法的掌握情况。使关节做被动屈伸运动称为屈伸法。

【鉴定点分布】基本要求→基础知识→按摩手法

147. 拔伸法是用对抗力量（　　），使关节伸展。

A. 关节屈伸幅度加大　　B. 对关节进行扳动

C. 对关节肢体活动　　D. 对关节、肢体牵拉

【解析】答案：D。

本题旨在考查考生对拔伸手法的掌握情况。用对抗力量对关节或肢体进行牵拉，使关节伸展，称为拔伸法。

【鉴定点分布】基本要求→基础知识→按摩手法

148.（　　）是摇法的主要作用之一。

A. 滑利关节　　B. 舒筋活血　　C. 放松肌肉　　D. 镇静止痛

【解析】答案：A。

本题旨在考查考生对摇法作用的掌握情况。使关节做被动的环转活动称为摇法。摇法的主要作用有滑利关节、松解粘连、增强关节活动功能等作用。

【鉴定点分布】基本要求→基础知识→按摩手法

149. 推法的方向应是（　　）。

A. 任意　　B. 左或右

C. 单方向或直线　　D. 前或后

【解析】答案：C。

本题旨在考查考生对推法概念的掌握情况。以指、掌或肘着力于机体的一定部位，做单方向的直线运动称为推法。

【鉴定点分布】基本要求→基础知识→按摩手法

150. 掌摩法应以（　　）着力在体表施术。

A. 掌指　　B. 掌指、掌心、大鱼际、小鱼际

C. 掌侧　　D. 掌心、掌根

【解析】答案：D。

本题旨在考查考生对掌摩法的掌握情况。用指或者掌在体表做环形摩擦移动称为摩法，可分为指摩法与掌摩法。掌摩法即手掌自然伸直，腕关节微背伸，将手掌平放于体表一定部位上，以掌心、掌根着力，随腕关节连同前臂做环旋移动。

【鉴定点分布】基本要求→基础知识→按摩手法

151. 拨法时以指下压一定深度，再做与肌纤维肌腱呈（　　）方向的拨动。

A. 垂直　　B. 向上　　C. 向下　　D. 任意方向

【解析】 答案：A。

本题旨在考查考生对拨法的掌握情况。用指端、掌根或肘尖做与肌纤维、肌腱、韧带呈垂直方向的拨动，称为拨法。

【鉴定点分布】 基本要求→基础知识→按摩手法

152. 侧掌㨰法通过腕关节的主动屈伸运动，带动前臂（　　）。

A. 外展和内收　　B. 外展和内旋

C. 外旋和内收　　D. 外旋和内旋

【解析】 答案：D。

本题旨在考查考生对侧掌㨰法的掌握情况。用手掌背部近小指侧部分附着于一定部位，掌指关节处略弯曲，通过腕关节做主动连续的内旋和外旋，使掌背小鱼际外侧部在受术者体表一定部位上持续不断地来回㨰动，称为侧掌㨰法。

【鉴定点分布】 基本要求→基础知识→按摩手法

153. 仰卧位下肢抖法以两手握双踝抬离床面约 30 厘米，后做连续的（　　），使腿有疏松感。

A. 左右抖动　　B. 做上下往返的振动

C. 上下抖动　　D. 左右方向抖动

【解析】 答案：C。

本题旨在考查考生对下肢抖法的掌握情况。下肢抖法操作时受术者仰卧，下肢放松，施术者用双手握住受术者踝部将其抬离床面约 30 厘米，稍带牵拉做连续的上下抖动，使大腿和髋部有疏松感。

【鉴定点分布】 基本要求→基础知识→按摩手法

154. 振法要求（　　），身体其他部位放松，呼吸自然。

A. 强力静止性用力　　B. 静止用力

C. 用强力振动　　D. 静止性用力，左右摆动

【解析】 答案：A。

本题旨在考查考生对振法的掌握情况。以指或掌着力于一定部位做强烈的震颤，称为振法。操作时要求紧贴在施术部位，强力静止性用力，身体其他部位放松，呼吸自然。

【鉴定点分布】 基本要求→基础知识→按摩手法

155.（　　）不是击法的要领。

A. 用力快速而短暂　　B. 力要柔和适度

C. 速度要均匀、有节奏　　D. 不能有抽动动作

【解析】答案：B。

本题旨在考查考生对击法要领的掌握情况。击法在操作时要求用力快速而短暂，速度要均匀、有节奏，不能有抽动动作。

【鉴定点分布】基本要求→基础知识→按摩手法

156.（　　）属于屈伸法。

A. 使关节被动伸直的手法

B. 使关节被动屈曲的手法

C. 使关节被动屈曲和旋转的手法

D. 使关节被动屈曲和伸直的手法

【解析】答案：D。

本题旨在考查考生对屈伸法的掌握情况。使关节做被动屈伸（屈曲与伸直）运动，称为屈伸法。

【鉴定点分布】基本要求→基础知识→按摩手法

157. 振动类手法包括（　　）等。

A. 振法、叩法　　B. 抖法、拍法

C. 拍法、叩法　　D. 抖法、振法

【解析】答案：D。

本题旨在考查考生对振动类手法分类的掌握情况。振动类手法包括抖法、振法。

【鉴定点分布】基本要求→基础知识→按摩手法

158. 按摩时使用薄荷水的作用是（　　）。

A. 消肿止痛　　B. 清凉解表、清利头目

C. 祛风散寒　　D. 滑润皮肤

【解析】答案：B。

本题旨在考查考生对薄荷水功效的掌握情况。薄荷水为常用的按摩介质，具有清凉解表、清利头目的作用。

【鉴定点分布】基本要求→基础知识→按摩介质、器具

159. 常用按摩介质分为（　　）种剂型。

A. 八　　B. 六　　C. 两　　D. 五

【解析】答案：D。

本题旨在考查考生对常用按摩介质的分类的掌握情况。常用的按摩介质可分为粉剂、水剂、膏剂、精油、酊剂五种。

【鉴定点分布】基本要求→基础知识→按摩介质、器具

160. 不属于按摩介质剂型的是（　　）。

A. 脂剂　　B. 水剂　　C. 油剂　　D. 膏剂

【解析】答案：A。

本题旨在考查考生对按摩介质剂型分类的掌握情况。按摩常用的介质主要有粉剂、水剂、膏剂、精油（油剂）、酊剂。

【鉴定点分布】基本要求→基础知识→按摩介质、器具

161. 按摩时使用滑石粉的作用是（　　）。

A. 吸汗除湿，使皮肤干燥　　B. 对干燥皮肤应用，防止弄伤皮肤

C. 润滑皮肤，吸汗作用　　D. 吸汗的作用

【解析】答案：C。

本题旨在考查考生对滑石粉作用的掌握情况。滑石粉为常用的按摩介质，具有润滑、吸水、清凉的作用。

【鉴定点分布】基本要求→基础知识→按摩介质、器具

162. 夏季中暑时常选用（　　）作为按摩介质。

A. 膏剂　　B. 按摩乳　　C. 薄荷水　　D. 红花油

【解析】答案：C。

本题旨在考查考生对薄荷水功用的掌握情况。薄荷水为常用的按摩介质，具有清凉解表、清利头目的作用，故夏季中暑时常使用。

【鉴定点分布】基本要求→基础知识→按摩介质、器具

163. 按摩时皮肤出汗较多应选用（　　）。

A. 酊剂　　B. 滑石粉　　C. 红花油　　D. 按摩乳膏

【解析】答案：B。

本题旨在考查考生对滑石粉功用的掌握情况。滑石粉为常用的按摩介质，具有润滑、吸水、清凉的作用，故皮肤出汗较多时可选用。

【鉴定点分布】基本要求→基础知识→按摩介质、器具

164. 法律的定义叙述正确的是（　　）。

A. 法律是保护、巩固和发展有利于统治阶级的社会关系及社会秩序，实现阶级专政的工具

B. 法律是我国的根本大法、国家的总章程

C. 法律是由国家的最高行政机关，即国务院制定的规范性文件

D. 法律是由全国人民代表大会及其常务委员会制定的规范性文件，它的法律地位和效力低于宪法，高于其他法律规范，属于二级大法

【解析】答案：D。

本题旨在考查考生对法律概念的掌握情况。法律是由全国人民代表大会及其常务委员会制定的规范性文件，它的法律地位和效力低于宪法，高于其他法律规范，属于二级大法。我国的根本大法为《中华人民共和国宪法》，法律由国家最高的权力机关全国人民代表大会制定。

【鉴定点分布】基本要求→基础知识→相关法律、法规知识

165. 下列属于行政法规的法律规范是（　　）。

A.《公共场所卫生管理条例》

B.《保健按摩师国家职业标准》

C.《中华人民共和国未成年人保护法》

D.《中华人民共和国保守国家秘密法》

【解析】答案：A。

本题旨在考查考生对行政法规相关知识的掌握情况。行政法规是由国家最高行政机关，即国务院制定的规范性文件。例如《公共场所卫生管理条例》;《保健按摩师国家职业标准》属于规章标准;《中华人民共和国未成年人保护法》及《中华人民共和国保守国家秘密法》属于国家法律。

【鉴定点分布】基本要求→基础知识→相关法律、法规知识

166. 妨碍公共安全的行为不包括（　　）。

A. 毁坏地震监测等公共设施

B. 移动和损毁国家边境的界碑

C. 扰乱公共汽车正常的交通秩序

D. 损毁汽油管道设施

【解析】答案：C。

本题旨在考查考生对治安管理有关法律法规的掌握情况。所谓治安管理，是指依据《中华人民共和国宪法》，为了建立和维护正常的社会治安秩序、保障社会生活的正常进行，通过公安机关依据法律、依靠人民群众进行治安管理的活动。违反治安管理的行为有扰乱公共秩序的行为、妨害公共安全的行为、侵犯人身权利和财产权利的行为、妨害社会管理的行为。

【鉴定点分布】基本要求→基础知识→相关法律、法规知识

167. 下列法律规范中不属于法律的是（　　）。

A.《保健按摩师国家职业标准》

B.《中华人民共和国民法通则》

C.《中华人民共和国未成年人保护法》

D.《中华人民共和国保守国家秘密法》

【解析】答案：A。

本题旨在考查考生对法律的掌握情况。法律是由全国人民代表大会及其常务委员会制定的规范性文件，它的法律地位和效力低于宪法，高于其他法律规范，属于二级大法。如《中华人民共和国刑法》《中华人民共和国未成年人保护法》《中华人民共和国保守国家秘密法》《中华人民共和国民法通则》等。《保健按摩师国家职业标准》属于规章标准。

【鉴定点分布】基本要求→基础知识→相关法律、法规知识

168. 劳动者的义务有（　　）。

A. 劳动者应该完成劳动任务，提高职业技能

B. 执行劳动安全卫生规程

C. 遵守劳动纪律和职业道德

D. 以上均正确

【解析】答案：D。

本题旨在考查考生对劳动者义务的掌握情况。《中华人民共和国劳动法》对劳动者的权利与义务做了明确的规定。劳动者的义务包括劳动者应该完成劳动任务，提高职业技能；执行劳动安全卫生规程；遵守劳动纪律和职业道德。

【鉴定点分布】基本要求→基础知识→相关法律、法规知识

169. 不属于消费者应有权利的是（　　）。

A. 消费者在购买、使用商品和接受服务时享有人身、财产安全不受损害的权利

B. 消费者享有经营者提供的终生服务

C. 消费者享有公平交易的权利

D. 消费者因购买、使用商品或者接受服务受到人身、财产损害的，享有依法获得赔偿的权利

【解析】答案：B。

本题旨在考查考生对消费者权利的掌握情况。消费者的权利有：在购买、使用商品和接受服务时享有人身、财产安全不受损害的权利；享有知悉其购买、使用的商品或者接受的服务的真实情况的权利；享有公平交易的权利；消费者因购买、使用商品或者接受服务受到人身、财产损害的，享有获得赔偿的权利。

【鉴定点分布】基本要求→基础知识→相关法律、法规知识

170. 公共场所从业人员的卫生要求有（　　）。

A. 实行岗前培训，懂得卫生知识

B. 身体无传染病，取得健康证上岗

C. 养成卫生习惯，搞好个人卫生

D. 以上均正确

【解析】答案：D。

本题旨在考查考生对《公共场所卫生管理条例》的掌握情况。《公共场所卫生管理条例》规定公共场所从业人员必须达到三项卫生标准：实行岗前培训，懂得卫生知识；身体无传染病，取得健康证上岗；注意养成卫生习惯，搞好个人卫生。

【鉴定点分布】基本要求→基础知识→相关法律、法规知识

171. 下列不属于劳动者的权利是（　　）。

A. 平等就业和选择职业的权利　　B. 获得劳动报酬的权利

C. 自由工作时间的权利　　D. 享受社会保险和福利的权利

【解析】答案：C。

本题旨在考查考生对劳动者权利的掌握情况。劳动者的权利包括平等就业和选择职业的权利；获得劳动报酬的权利；休息休假的权利；享受社会保险和福利的权利；提请劳动争议的权利；法律规定的其他劳动权利。

【鉴定点分布】基本要求→基础知识→相关法律、法规知识

172. 经营者的义务包括（　　）。

A. 经营者向消费者提供商品或者服务时，应当按照国家相关法律、法规的规定履行义务

B. 经营者应当向消费者提供有关商品或服务的真实信息，不得做引人误解的虚假宣传

C. 经营者不得对消费者进行侮辱、诽谤，不得搜查消费者的身体及其携带的物品，不得侵犯消费者的人身自由

D. 以上均正确

【解析】答案：D。

本题旨在考查考生对经营者义务的掌握情况。经营者的义务有：经营者向消费者提供商品或者服务时，应当依照《中华人民共和国产品质量法》和其他相关法律、法规的规定履行义务；经营者应当向消费者提供有关商品或服务的真实信息，不得做引人误解的虚假宣传；经营者提供商品或者服务，应当按照国家有关规定或者商业惯例向消费者出具购货凭证或者服务单据，消费者索要购货凭证或者服务单据的，经营者必须出具；经营者不得对消费者进行侮辱、诽谤，不得搜查消费者的身体及其携带的物品，不得侵犯消费者的人身自由。

【鉴定点分布】基本要求→基础知识→相关法律、法规知识

173.（　　）的地位和效力低于法律，但高于地方各级国家权力机关和行政机关制定的法律规范。

A. 地方性法规　　B. 规章、标准

C. 宪法　　D. 行政法规

【解析】 答案：D。

本题旨在考查考生对行政法规的掌握情况。行政法规是由国家最高行政机关，即国务院制定的规范性文件。例如《公共场所卫生管理条例》。它的地位和效力低于法律，但高于地方各级国家权力机关和行政机关制定的法律规范。

【鉴定点分布】 基本要求→基础知识→相关法律、法规知识

174. 我国目前法定管理的公共场所可分为（　　）。

A. 生活服务类、公共福利设施类、公共交通设施类、文化体育设施类

B. 生活服务类、公共福利设施类、公共交通设施类、保健按摩类

C. 休闲娱乐类、公共福利设施类、公共交通设施类、文化体育设施类

D. 休闲娱乐类、公共福利设施类、公共交通设施类、保健按摩类

【解析】 答案：A。

本题旨在考查考生对公共场所分类的掌握情况。我国目前法定管理的公共场所有四类，即生活服务类、文化体育设施类、公共福利设施类和公共交通设施类。

【鉴定点分布】 基本要求→基础知识→相关法律、法规知识

175. 处罚的种类可分为（　　）。

A. 警告、罚款、刑事拘留

B. 警告、罚款、吊销公安机关发放的许可证

C. 罚款、刑事拘留、吊销公安机关的许可证

D. 警告、罚款、刑事拘留、吊销公安机关发放的许可证

【解析】 答案：D。

本题旨在考查考生对处罚种类的掌握情况。处罚可以分为四类，即警告、罚款、刑事拘留及吊销公安机关发放的许可证。

【鉴定点分布】 基本要求→基础知识→相关法律、法规知识

176. 下列叙述不正确的是（　　）。

A. 心理健康的主要目的是预防心理障碍和发展心理效应

B. 心理健康以促进人们心理调节、发展更大的心理效能为目标

C. 不断提高心理健康水平可以更好地适应社会生活，为社会做贡献

D. 心理健康主要包括心理健康状态和维持心理健康两方面

【解析】 答案：A。

本题旨在考查考生对心理健康基本知识的掌握情况。心理健康又称心理卫生，主要包括心理健康状态和维持心理健康两方面。心理健康有狭义和广义之分：狭义的心理健康，主要目的在于预防心理障碍或行为问题；广义的心理健康，则是以促进人们心理调节、发展更大的效能为目标，使人们在环境中健康生活，保持并不断提高心理健康水平，从而更好地适应社会生活，更有效地为社会和人类做出贡献。

【鉴定点分布】基本要求→基础知识→保健按摩服务心理学

177. 不属于心理健康标准的是（　　）。

A. 了解自我，接纳自我　　B. 人格完整和谐

C. 规律作息、经常锻炼　　D. 智力正常

【解析】答案：C。

本题旨在考查考生对心理健康标准的掌握情况。我国心理学家曾提出了 8 条心理健康标准：了解自我，悦纳自我；接受他人，善与人处；正视现实，接受现实；热爱生活，乐于工作；能协调与控制情绪，心境良好；人格完整和谐；智力正常；心理符合年龄特征。规律作息、经常锻炼不属于健康心理标准。

【鉴定点分布】基本要求→基础知识→保健按摩服务心理学

178. 智力是（　　）。

A. 生活最基本的条件　　B. 心理健康的重要标准

C. 反映人所有综合能力的值　　D. 以上均正确

【解析】答案：D。

本题旨在考查考生对智力的掌握情况。智力，是人们在获得知识和运用知识解决实际问题时所必须具备的心理条件或特征。包括在经验中学习或理解的能力，获得和保持知识的能力，迅速而又成功地对新情境做出反应的能力，运用推理有效地解决问题的能力等。智力是生活最基本的条件、心理健康的重要标准，反映人所有综合能力的值。

【鉴定点分布】基本要求→基础知识→保健按摩服务心理学

179. 下列对话属于情感反应的是（　　）。

A. “你说你们谈恋爱有四年了？”　　B. “你好像很恨他。”

C. “你那天失眠了？”　　D. “你能告诉我你是怎么想的吗？”

【解析】答案：B。

本题旨在考查考生对情感的掌握情况。“你说你们谈恋爱有四年了？”“你那天失眠了？”“你能告诉我你是怎么想的吗？”这些都是问句，寻求答案，不包含情感反应。

【鉴定点分布】基本要求→基础知识→保健按摩服务心理学

180. 共情包含（　　）两方面的内容。

A. 认真倾听、客观分析　　B. 认真倾听、充分理解

C. 充分理解、准确传达　　D. 平等对待、客观分析

【解析】答案：C。

本题旨在考查考生对共情的掌握情况。共情又称同感、同理心、投情等。共情主要包含两方面的内容，即充分理解与准确传达。

【鉴定点分布】基本要求→基础知识→保健按摩服务心理学

181. 心理健康的含义包括（　　）。

A. 心理健康状态和维持心理健康

B. 适应社会和健康生活

C. 促进心理调节，发展心理效应

D. 预防心理障碍或行为问题

【解析】答案：A。

本题旨在考查考生对心理健康基本知识的掌握情况。心理健康又称心理卫生，主要包括心理健康状态和维持心理健康两方面。心理健康有狭义和广义之分：狭义的心理健康，主要目的在于预防心理障碍或行为问题；广义的心理健康，则是以促进人们心理调节、发展更大的效能为目标，使人们在环境中健康生活，保持并不断提高心理健康水平，从而更好地适应社会生活，更有效地为社会和人类做出贡献。

【鉴定点分布】基本要求→基础知识→保健按摩服务心理学

182. 下列对心理服务叙述不正确的是（　　）。

A. 心理服务的目的是减轻来访者的情绪和行为困扰，并帮助他们达到心理健全与成熟

B. 心理服务是帮助来访者处理现有情绪，改变其不良的情绪和行为

C. 心理服务是帮助来访者增进社会适应能力的

D. 心理服务可以给来访者制定一个新的发展方向

【解析】答案：D。

本题旨在考查考生对保健按摩师心理服务目的的掌握情况。保健按摩师心理服务的主要目的是帮助宾客减轻他们内心世界的矛盾冲突所带来的情绪和行为困扰，并尽力帮助他们在自我认识和自我改善中达到心理的健全及成熟。在这个过程中，保健按摩师更多的是协助者、倾听者，应运用一些心理学的方法和技术帮助宾客自省，促使其独立解决自己的心理困扰。

【鉴定点分布】基本要求→基础知识→保健按摩服务心理学

183. 下列不属于深灰色区域人群的是（　　）。

A. 疑病症　　B. 性倒错　　C. 恐惧症　　D. 精神压力

【解析】答案：D。

本题旨在考查考生对深灰色区域人群的掌握情况。深灰色区域人群患有某种异常人格和神经症，如强迫症、恐惧症、疑病症、性倒错等。

【鉴定点分布】基本要求→基础知识→保健按摩服务心理学

184. 心理服务的原则包括（　　）。

A. 理解支持的原则，耐心倾听、细致询问的原则，促进成长的非指示性的原则，保密原则

B. 理解支持的原则，疏导启发的原则，耐心倾听、细致询问的原则，保密原则

C. 理解支持的原则，疏导启发的原则，耐心倾听、细致询问的原则，促进成长的非指示性的原则、保密原则

D. 理解支持的原则、促进成长的非指示性的原则、保密原则

【解析】答案：B。

本题旨在考查考生对心理服务原则的掌握情况。心理服务的原则有理解支持原则，疏导启发原则，耐心倾听、细致询问的原则，保密原则。

【鉴定点分布】基本要求→基础知识→保健按摩服务心理学

185. （　　）是心理服务的第一步，也是心理服务的核心任务之一。

A. 倾听　　B. 询问　　C. 交谈　　D. 复述

【解析】答案：A。

本题旨在考查考生对心理服务的掌握情况。倾听是心理服务的第一步，是心理交流的先决条件，也是心理服务的核心任务之一。

【鉴定点分布】基本要求→基础知识→保健按摩服务心理学

186. 接待台的职责不包括（　　）。

A. 引导宾客将随身携带的衣物放置于指定地点

B. 引导宾客到达服务点，并将宾客介绍给保健按摩师

C. 计算宾客的消费金额并收费

D. 向宾客介绍保健品

【解析】答案：D。

本题旨在考查考生对接待台职责的掌握情况。接待台是宾客进店后接受服务的第一场所。接待台的职责包括：迎送宾客；介绍本店的服务项目；引导宾客将随身携带的衣物放置于指定地点；引导宾客到达服务点，并将宾客介绍给保健按摩师；计算宾客的消费金额并收费；接听咨询电话，接受预约。向宾客介绍保健品不属于接待台的

职责。

【鉴定点分布】相关知识→接待与咨询→接待

187. 下列握手方式符合标准的是（　　）。

A. 行至距握手对象约 1.5 米处，双腿立正，上身略向前倾，伸出右手，四指并拢，拇指张开与对方相握

B. 握手时应用力适度，左右稍许晃动三四次，随后松开手，恢复原状

C. 握手时应用力适度，上下稍许晃动四五次，随后松开手，恢复原状

D. 行至距握手对象约 1 米处，双腿立正，上身略向前倾，伸出右手，四指并拢，拇指张开与对方相握

【解析】答案：D。

本题旨在考查考生对握手姿势的掌握情况。握手的标准姿势为：行至距握手对象约 1 米处，双腿立正，上身略向前倾，伸出右手，四指并拢，拇指张开与对方相握，握手时应用力适度，上下稍稍晃动三四次，随后松开手，恢复原状。

【鉴定点分布】相关知识→接待与咨询→接待

188. 犹太人、印度人忌讳对方用左手与他们握手是因为（　　）。

A. 他们认为左手不吉利　　B. 他们认为左手不洁

C. 他们认为左手不方便　　D. 他们认为左手不正式

【解析】答案：B。

本题旨在考查考生对握手禁忌的掌握情况。握手时注意不要使用左手。犹太人、印度人在握手时非常忌讳使用左手，因为他们觉得左手不洁。

【鉴定点分布】相关知识→接待与咨询→接待

189. 礼貌用语“对不起”的作用不包括（　　）。

A. 可以使大事化小，小事化了　　B. 有助于修复双方关系

C. 减轻对对方的伤害　　D. 减少不必要的误会

【解析】答案：D。

本题旨在考查考生对礼貌用语的掌握情况。“对不起”是一句道歉的礼貌用语，当打扰、妨碍、影响了别人，或是在人际交往中给他人造成不便，甚至给对方造成某种程度的损失、伤害时使用，以减轻对对方的伤害，可以使大事化小，小事化了，以及有助于修复双方关系。减少不必要的误会不属于该礼貌用语的作用范畴。

【鉴定点分布】相关知识→接待与咨询→接待

190. 接待台的职责包括（　　）。

A. 向宾客介绍保健品

B. 引导宾客将随身携带的衣物放置于指定地点

C. 向宾客介绍公司概况

D. 带领宾客去其他营业网点

【解析】 答案：B。

本题旨在考查考生对接待台职责的掌握情况。接待台是宾客进店后接受服务的第一场所。接待台的职责包括：迎送宾客；介绍本店的服务项目；引导宾客将随身携带的衣物放置于指定地点；引导宾客到达服务点，并将宾客介绍给保健按摩师；计算宾客的消费金额并收费；接听咨询电话，接受预约。

【鉴定点分布】 相关知识→接待与咨询→接待

191. 单手握手时正确的是（　　）。

A. 以右手与人相握是最常用的握手方式

B. 以左手与人相握是最常用的握手方式

C. 手指垂直于地面最为适当

D. 手掌平行于地面最为适当

【解析】 答案：A。

本题旨在考查考生对握手姿势的掌握情况。握手的标准姿势为：行至距握手对象约1米处，双腿立正，上身略向前倾，伸出右手，四指并拢，拇指张开与对方相握，握手时应用力适度，上下稍稍晃动三四次，随后松开手，恢复原状。

【鉴定点分布】 相关知识→接待与咨询→接待

192. 行点头礼的注意事项不包括（　　）。

A. 不宜点头不止　　B. 点头的幅度不宜过大

C. 遇到领导不能行点头礼　　D. 不宜戴帽子

【解析】 答案：C。

本题旨在考查考生对点头礼的掌握情况。点头礼又称颔首礼，头部向下轻轻一点，同时面带笑容，点头的幅度不宜过大。行点头礼时，不宜戴帽子。保健按摩时在工作场所遇到宾客、领导或者同事等都应点头示意，体现自己的友好。

【鉴定点分布】 相关知识→接待与咨询→接待

193. 接受他人名片时不正确的描述是（　　）。

A. 接过名片，应当着对方的面用半分钟左右的时间，将其认真读一遍

B. 立即放下手中的事情，双手接过来，并点头致谢

C. 接过名片时，如自己有名片，应礼貌地与对方交换

D. 接过名片时，应立即放好，不要当着对方的面读

【解析】 答案：D。

本题旨在考查考生对接受名片礼仪的掌握情况。当他人表示要递名片给自己或交换名片时，应该立即放下手中的事情，双手接过名片，并点头致谢。接过名片后，应在对方面前用半分钟左右的时间，将其认真读一遍。

【鉴定点分布】相关知识→接待与咨询→接待

194. 下列对握手的标准方式描述正确的是（　　）。

A. 握手时应走近对方，然后伸手

B. 行至距握手对象约 1 米处，双腿立正，上身略向前倾，伸出右手，四指并拢，拇指张开与对方相握

C. 握手时应用力，表示热情

D. 握手时应由男士主动伸手

【解析】答案：B。

本题旨在考查考生对握手标准方式的掌握情况。握手的标准姿势为：行至距握手对象约 1 米处，双腿立正，上身略向前倾，伸出右手，四指并拢，拇指张开与对方相握。握手时应用力适度，上下稍稍晃动三四次，随后松开手，恢复原状。

【鉴定点分布】相关知识→接待与咨询→接待

195. 点头礼适用的情况主要有（　　）。

A. 路遇熟人或遇上多人而无法一一问候之时

B. 在会场、剧院、歌厅、舞厅等不宜与人交谈之处

C. 在同一场合碰上已多次见面者

D. 以上都是

【解析】答案：D。

本题旨在考查考生对常用礼节的掌握情况。点头礼适用的情况主要有：路遇熟人，在会场、剧院、歌厅、舞厅等不宜与人交谈之处；在同一场合碰上已多次见面者；遇上多人而无法一一问候之时。

【鉴定点分布】相关知识→接待与咨询→接待

196. 下列各项中错误的是（　　）。

A. 与人交谈时语速要适当　　B. 与人交谈时内容要详细、具体

C. 与人交谈时土语要少用　　D. 与人交谈时语气要谦和

【解析】答案：B。

本题旨在考查考生对交谈时注意事项的掌握情况。在交谈中，语言必须准确，主要应注意：发音准确；语速要适当；语气要谦和；内容要简明；方言要少用。

【鉴定点分布】相关知识→接待与咨询→接待

197. 称赞他人时应遵循的原则不包括（　　）。

A. 实事求是　　B. 因人而异　　C. 热情如火　　D. 自然流露

【解析】 答案：C。

本题旨在考查考生对称赞礼节的掌握情况。称赞时要注意的原则有：实事求是；因人而异；自然流露；谦和有礼。

【鉴定点分布】 相关知识→接待与咨询→接待

198. 礼貌用语“谢谢”常用的场合不包括（　　）。

A. 每逢获得理解、得到帮助　　B. 承蒙关照、接受服务

C. 受到礼遇时　　D. 受到委屈时

【解析】 答案：D。

本题旨在考查考生对礼貌用语应用的掌握情况。感谢的常用场合有：受到他人夸奖时；得到理解、帮助时；承蒙关照、接受服务时；受到礼遇时。

【鉴定点分布】 相关知识→接待与咨询→接待

199. 发音标准不包括（　　）。

A. 发音要标准，不能读错字　　B. 发音要清晰，让人听得一清二楚

C. 音量要适中　　D. 语速适中

【解析】 答案：D。

本题旨在考查考生对发音标准的掌握情况。发音标准的含义有三点：一是不能读错字，让人误会；二是发音清晰，让人听得一清二楚；三是音量要适中。

【鉴定点分布】 相关知识→接待与咨询→接待

200. 握手时应注意（　　）。

A. 不要争先恐后，应依次进行

B. 不要在握手时将另一只手插在衣袋里

C. 不要在握手时面无表情，不置一词，好像无视对方的存在

D. 以上都是

【解析】 答案：D。

本题旨在考查考生对握手禁忌的掌握情况。握手的禁忌有：不要用左手与他人握手；不要争先恐后，应依次进行；不要戴着手套握手；不要在握手时将另一只手插在衣袋里；不要在握手时面无表情，不置一词，好像无视对方的存在。

【鉴定点分布】 相关知识→接待与咨询→接待

201. 递名片时应注意（　　）。

A. 正面朝上交给对方　　B. 将名片举得高于胸部

C. 以手指夹着名片递交　　　　　　　D. 以左手递交名片

【解析】 答案：A。

本题旨在考查考生对递名片礼仪的掌握情况。递名片给他人时，用双手或者右手握住名片，将名片正面朝上递给对方。

【鉴定点分布】 相关知识→接待与咨询→接待

202. 下列对壮族人的风俗习惯表述正确的是（　　）。

A. 单手递送食物

B. 有客来访，主人不亲自出面，不用让座、递烟、双手奉茶

C. 在客人面前大声说话

D. 双手递送食物

【解析】 答案：D。

本题旨在考查考生对壮族风俗习惯的掌握情况。壮族人待客非常热情，有客来访，主人会让座、递烟、双手奉茶；单手递送食物和在客人面前大声说话，都会被认为是不礼貌的行为。

【鉴定点分布】 相关知识→接待与咨询→咨询

203. “哈达”的标准规格一般是（　　）。

A. 长为1～1.5米，宽约20厘米

B. 长为1.5～2米，宽约25厘米

C. 长为1.5～2米，宽约20厘米

D. 长为1.5～2米，宽约15厘米

【解析】 答案：C。

本题旨在考查考生对藏族风俗习惯的掌握情况。藏族最隆重的礼节是献哈达，哈达在藏语中为“纱巾”“绸巾”之意，以白色为主，也有浅蓝色和淡黄色，一般长1.5～2米，宽约20厘米。

【鉴定点分布】 相关知识→接待与咨询→咨询

204. 在澳门定居的外国人以（　　）为主。

A. 英国人　　　B. 西班牙人　　　C. 葡萄牙人　　　D. 法国人

【解析】 答案：C。

本题旨在考查考生对澳门地区知识的掌握情况。澳门人大部分为华人，此外还有外国人定居，定居的外国人中以葡萄牙人为主。

【鉴定点分布】 相关知识→接待与咨询→咨询

205. 壮族人最忌讳（　　）。

A. 单手递送食物

B. 有客来访，主人亲自出面，让座、递烟、双手奉茶

C. 食大米、玉米和糯米

D. 酸辣的食物

【解析】 答案：A。

本题旨在考查考生对壮族风俗习惯的掌握情况。壮族人待客非常热情，有客来访，主人会让座、递烟、双手奉茶；单手递送食物和在客人面前大声说话，都会被认为是不礼貌的行为。壮族人喜食酸辣的食物。

【鉴定点分布】 相关知识→接待与咨询→咨询

206. 维吾尔族人的饮食习惯不包括（　　）。

A. 忌食狗肉、驴肉、骡肉等　　B. 忌食自死的牲畜及一切动物的血

C. 养猪，但忌食猪肉　　D. 主食以面食为主

【解析】 答案：C。

本题旨在考查考生对维吾尔族风俗习惯的掌握情况。维吾尔族人习惯上很讲究主食，以面食为主；很少食蔬菜，夏季多食瓜果；喜欢喝奶茶和红茶；不养猪，忌食猪肉；忌食自死的牲畜及一切动物的血；忌食狗肉、驴肉、骡肉等。

【鉴定点分布】 相关知识→接待与咨询→咨询

207. 藏族隆重的礼节是（　　）。

A. 献哈达　　B. 鞠躬　　C. 点头　　D. 吐舌头

【解析】 答案：A。

本题旨在考查考生对藏族风俗习惯的掌握情况。藏族最隆重的礼节是献哈达。

【鉴定点分布】 相关知识→接待与咨询→咨询

208. 全身保健按摩操作规程不包括（　　）。

A. 头面部按摩，胸腹部按摩

B. 上肢部按摩，下肢前侧、内侧、外侧部按摩

C. 颈肩部按摩，背腰部按摩

D. 足底部按摩

【解析】 答案：D。

本题旨在考查考生对全身保健按摩操作规程的掌握情况。全身保健按摩操作规程包括：头面部按摩，胸腹部按摩，上肢部按摩，下肢前侧、内侧、外侧部按摩，颈肩部按摩，背腰部按摩及下肢后侧按摩。足底部按摩不属于全身按摩操作规程。

【鉴定点分布】 相关知识→接待与咨询→咨询

209. 介绍项目时，要求用词（　　）、通俗、准确，语速缓慢。

A. 详细　　B. 简单　　C. 专业　　D. 华丽

【解析】答案：B。

本题旨在考查考生对介绍服务项目知识的掌握情况。在介绍项目时，要求用词简单、通俗、准确，语速缓慢，使宾客容易理解、感到亲切，避免用一些专业术语和生僻词汇。

【鉴定点分布】相关知识→接待与咨询→咨询

210. 询问宾客的身体状况时，询问方式最为合适的是（　　）。

A. "您好，请问您有什么病?"

B. "您好，请问您身体哪里不适呢?"

C. "您好，请问您曾得过什么病?"

D. "您好，您有病吗?"

【解析】答案：B。

本题旨在考查考生对保健按摩师在了解宾客身体状况时注意事项的掌握情况。保健行业是对宾客身体不适状况的一个改善及缓解，保健按摩不是治疗疾病，所以在了解宾客身体状况时需要注意用词，避免使用与医疗有关的一些词汇。

【鉴定点分布】相关知识→接待与咨询→咨询

211.（　　）澳门就已有赌博合法化的法令。

A. 1849 年　　B. 1847 年　　C. 1844 年　　D. 1890 年

【解析】答案：B。

本题旨在考查考生对澳门习俗的掌握情况。在澳门，博彩业已有 160 多年的历史，1847 年已有赌博合法化的法令。

【鉴定点分布】相关知识→接待与咨询→咨询

212. 保健按摩的主要作用包括（　　）。

A. 缓解压力、消除疲劳、改善和调整机体各个系统的机能状态

B. 增强机体抵抗能力

C. 提高工作效率

D. 以上都是

【解析】答案：D。

本题旨在考查考生对保健按摩作用的掌握情况。保健按摩是运用以保健为目的的按摩技术，在人体体表特定部位或全身，施以有一定力量、有目的、有规律的手法操作活动，从而达到缓解压力、消除疲劳、改善和调整机体整个系统的机能状态，增强机体抵抗能力，提高工作效率的目的。

【鉴定点分布】相关知识→接待与咨询→咨询

213. 介绍项目时，内容要（　　）。

A. 简单、明了，突出按摩保健的特点

B. 详细、明确，让宾客充分了解按摩保健的特点

C. 详细、明了，突出按摩保健的特点

D. 简单、全面，让宾客充分了解按摩保健的特点

【解析】答案：A。

本题旨在考查考生对保健按摩服务介绍项目的掌握情况。在介绍项目时，内容尽量简单明确，抓住重点，突出按摩保健的特点，不要泛泛而谈、不着边际，那样只会让宾客觉得不知所云、更加糊涂。

【鉴定点分布】相关知识→接待与咨询→咨询

214. 彝族人的日忌，错误的是（　　）。

A. 兔日忌搬迁　　B. 鼠日忌送灵

C. 牛日忌娶媳　　D. 虎日忌立房架

【解析】答案：A。

本题旨在考查考生对彝族风俗习惯的掌握情况。彝族的日忌有鼠日忌送灵、牛日忌娶媳、虎日忌立房架。

【鉴定点分布】相关知识→接待与咨询→咨询

215. 维吾尔族人洗手的习惯是（　　）。

A. 把手放在水盆里冲洗　　B. 用“阿布塔巴”的壶冲洗

C. 吃完饭后洗手　　D. 只用清水洗手

【解析】答案：B。

本题旨在考查考生对维吾尔族风俗习惯的掌握情况。维吾尔族人饭前必须洗手，但只限3人以下同时洗，不能把手放在水盆里冲洗，要用被维吾尔族人称为“阿布塔巴”的壶冲洗。

【鉴定点分布】相关知识→接待与咨询→咨询

216. 回族人信奉的是（　　）。

A. 基督教　　B. 伊斯兰教

C. 道教　　D. 佛教

【解析】答案：B。

本题旨在考查考生对回族风俗习惯的掌握情况。回族人信奉的是伊斯兰教。

【鉴定点分布】相关知识→接待与咨询→咨询

217. 介绍服务项目要（　　）。

A. 全面、具体　　B. 详细、实事求是

C. 实事求是，如实报价　　D. 夸大其作用，并如实报价

【解析】 答案：C。

本题旨在考查考生对介绍项目要求的掌握情况。在介绍项目时，要求用词简单、通俗、准确；内容尽量简单明确，抓住重点；介绍保健按摩的作用时，不要过于夸张，要实事求是；如实报价，详细说明收费方式。

【鉴定点分布】 相关知识→接待与咨询→咨询

218. 介绍项目时，要求用词（　　），语速缓慢，使宾客容易理解、感到亲切，避免用一些专业术语和生僻词汇。

A. 详细、专业、准确　　B. 简单、专业、准确

C. 详细、通俗、准确　　D. 简单、通俗、准确

【解析】 答案：D。

本题旨在考查考生对介绍项目用词的掌握情况。在介绍项目时，要求用词简单、通俗、准确，语速缓慢，使宾客容易理解、感到亲切，避免用一些专业术语和生僻词汇。

【鉴定点分布】 相关知识→接待与咨询→咨询

219. 按摩时必须用到的用品用具包括（　　）。

A. 按摩床、枕头、床单、凳子、按摩膏、按摩巾

B. 按摩床、枕头、床单、凳子、按摩膏、按摩巾、有关按摩保健品

C. 按摩保健品

D. 保健按摩师、按摩膏、按摩巾

【解析】 答案：A。

本题旨在考查考生对按摩时必需用具的掌握情况。按摩中使用的用具用品有按摩床、枕头、床单、凳子、按摩膏、按摩巾等。保健品不属于按摩必需的用品。

【鉴定点分布】 相关知识→仰卧位保健按摩→按摩前准备

220. 保健按摩师上岗前的个人卫生准备包括（　　）。

A. 梳理头发　　B. 穿好工作服

C. 化淡妆　　D. 以上都是

【解析】 答案：D。

本题旨在考查考生对保健按摩师个人卫生准备的掌握情况。保健按摩师个人卫生工作包括：洗脸、洗手、梳理头发，女保健按摩师可化淡妆，穿干净统一的工作服，去掉手上佩戴的饰物。

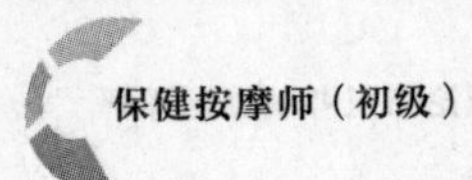

【鉴定点分布】 相关知识→仰卧位保健按摩→按摩前准备

221. 保健按摩师上岗前的准备工作不包括（　　）。

A. 准备用品用具　　　B. 整理个人卫生

C. 整理环境卫生　　　D. 检查仪器

【解析】 答案：D。

本题旨在考查考生对保健按摩师按摩前准备工作的掌握情况。保健按摩师上岗前的准备工作包括：准备用品用具、整理环境卫生及个人卫生。

【鉴定点分布】 相关知识→仰卧位保健按摩→按摩前准备

222. 保健按摩师上岗前的个人卫生准备不包括（　　）。

A. 洗脸　　　B. 填好“宾客卡”

C. 洗手　　　D. 穿好工作服

【解析】 答案：B。

本题旨在考查考生对保健按摩师按摩前准备工作的掌握情况。保健按摩师上岗前的准备工作包括：准备用品用具、整理环境卫生及个人卫生。个人卫生工作包括洗脸、洗手、梳理头发；穿干净统一的工作服；去掉手上佩戴的饰物。

【鉴定点分布】 相关知识→仰卧位保健按摩→按摩前准备

223. 保健按摩服务工作的步骤包括（　　）。

A. 检查保健按摩服务项目的用品、用具是否消毒及准备妥当

B. 帮助宾客填好“登记卡”

C. 引导宾客做好保健按摩服务项目前的准备

D. 以上都是

【解析】 答案：D。

本题旨在考查考生对保健按摩服务工作的掌握情况。保健按摩师服务工作有：检查仪器、设备电源是否安全，是否能随时接通，并插好电源；检查保健按摩服务项目的用品、用具是否消毒及准备妥当；引导宾客做好保健按摩服务项目前的准备；帮助宾客填好“登记卡”等。

【鉴定点分布】 相关知识→仰卧位保健按摩→按摩前准备

224. 环境卫生就是（　　）。

A. 保健按摩店室内外卫生

B. 保健按摩店室内外卫生和医技人员个人卫生

C. 保健按摩店室内外卫生、医技人员个人卫生和顾客个人卫生

D. 保健按摩店室内外卫生和设备用品用具的整洁

【解析】答案：D。

本题旨在考查考生对环境卫生内容的掌握情况。保健按摩院的环境卫生包括室内外卫生和设备用品用具的整洁。

【鉴定点分布】相关知识→仰卧位保健按摩→按摩前准备

225. 头面部按摩常用的手法有（　　）。

A. 揉法、推法

B. 摩法、抹法

C. 点法、梳理法

D. 揉法、推法、摩法、抹法、点法、梳理法

【解析】答案：D。

本题旨在考查考生对头面部常用手法的掌握情况。头面部常用的按摩手法有揉法、推法、摩法、抹法、点法、梳理法。

【鉴定点分布】相关知识→仰卧位保健按摩→按摩头面部

226. 头面部按摩常用穴位不包括（　　）。

A. 颊车、攒竹、风池、风府　　B. 血海、肩井、天枢

C. 印堂、百会、太阳、睛明　　D. 颧髎、水沟、地仓

【解析】答案：B。

本题旨在考查考生对头面部按摩常用穴位的掌握情况。头面部按摩常用的穴位有印堂、百会、太阳、睛明、颧髎、水沟、地仓、颊车、攒竹、风池、风府。血海穴位于下肢，肩井穴位于肩部，天枢穴位于腹部，均不是头面部按摩常用穴位。

【鉴定点分布】相关知识→仰卧位保健按摩→按摩头面部

227. 不适合做头面部按摩的是（　　）。

A. 高血压者　　B. 面神经麻痹者

C. 感冒及神经性头痛者　　D. 面部皮肤有破损者

【解析】答案：D。

本题旨在考查考生对头面部按摩禁忌的掌握情况。头面部按摩时，保健按摩师不得佩戴手表等饰品，以防划伤宾客的皮肤，面部皮肤有破损者不宜做面部按摩。

【鉴定点分布】相关知识→仰卧位保健按摩→按摩头面部

228. 头面部按摩的常用穴位有（　　）。

A. 印堂、百会、睛明、肩井　　B. 颧髎、水沟、地仓、曲池

C. 颊车、攒竹、风池、中府　　D. 印堂、百会、太阳、攒竹

【解析】答案：D。

本题旨在考查考生对头面部按摩常用穴位的掌握情况。头面部按摩的常用穴位有印堂、百会、太阳、睛明、颧髎、水沟、地仓、颊车、攒竹、风池、风府。

【鉴定点分布】相关知识→仰卧位保健按摩→按摩头面部

229. 睛明穴的定位（　　）。

A. 位于目外眦角稍上方凹陷处　　B. 位于目内眦角稍上方凹陷处

C. 位于目内眦角稍下方凹陷处　　D. 位于目外眦角稍下方凹陷处

【解析】答案：B。

本题旨在考查考生对睛明穴定位的掌握情况。睛明穴定位为：目内眦角稍上方凹陷处。

【鉴定点分布】相关知识→仰卧位保健按摩→按摩头面部

230. 头面部按摩的常用手法不包括（　　）。

A. 揉法　　B. 推法　　C. 摩法　　D. 拔伸法

【解析】答案：D。

本题旨在考查考生对头面部按摩常用手法的掌握情况。头面部常用的按摩手法有揉法、推法、摩法、抹法、点法、梳理法。

【鉴定点分布】相关知识→仰卧位保健按摩→按摩头面部

231. 颊车穴主治（　　）。

A. 目赤　　B. 鼻塞　　C. 齿痛　　D. 咽痛

【解析】答案：C。

本题旨在考查考生对颊车穴应用的掌握情况。颊车穴常用于齿痛、颊肿、牙关不利、口角歪斜。

【鉴定点分布】相关知识→仰卧位保健按摩→按摩头面部

232. 推摩鼻翼至颧髎时，鼻翼、迎香、巨髎、颧髎穴的顺序是（　　）。

A. 迎香、鼻翼、巨髎、颧髎　　B. 鼻翼、迎香、颧髎、巨髎

C. 鼻翼、迎香、巨髎、颧髎　　D. 鼻翼、巨髎、迎香、颧髎

【解析】答案：C。

本题旨在考查考生对面部按摩操作顺序的掌握情况。推摩鼻翼至颧髎的顺序是：鼻翼、迎香、巨髎、颧髎。

【鉴定点分布】相关知识→仰卧位保健按摩→按摩头面部

233. 头面部按摩的作用不包括（　　）。

A. 安神醒脑，放松精神

B. 缓解疲劳，改善睡眠，增强记忆

C. 健脾和胃，疏肝理气

D. 预防神经衰弱、高血压、面神经麻痹、感冒及神经性头痛等疾病

【解析】 答案：C。

本题旨在考查考生对头面部按摩作用的掌握情况。头为“诸阳之会”，按摩头部能疏通六阳之气，使百脉调和、髓海充养、精神调治，从而起到安神醒脑、放松精神、缓解疲劳、改善睡眠、增强记忆的作用，并能预防神经衰弱、高血压、面神经麻痹、感冒及神经性头痛等疾病。

【鉴定点分布】 相关知识→仰卧位保健按摩→按摩头面部

234. 百会穴的定位是（　　）。

A. 位于头部，头顶正中线上，两耳尖连线的中点处

B. 位于头部，头顶正中线上，两耳根连线的中点处

C. 位于头部，头顶前正中线上，两耳尖连线的中点前 1 寸处

D. 位于头部，头顶后正中线上，两耳尖连线的中点后 1 寸处

【解析】 答案：A。

本题旨在考查考生对百会穴定位的掌握情况。百会穴为督脉腧穴，位于头部，头顶正中线上，两耳尖连线的中点处。

【鉴定点分布】 相关知识→仰卧位保健按摩→按摩头面部

235. 攒竹穴的作用是（　　）。

A. 清热明目，散风熄风　　B. 通关开窍，清热明目

C. 清热明目，祛风通络　　D. 祛风清热，开关通络

【解析】 答案：C。

本题旨在考查考生对攒竹穴应用的掌握情况。攒竹穴为足太阳膀胱经腧穴，位于眉头凹陷中，眶上切迹处，具有清热明目、祛风通络的作用。

【鉴定点分布】 相关知识→仰卧位保健按摩→按摩头面部

236. 头面部按摩操作步骤为分抹印堂至太阳→（　　）→推摩鼻翼至颧髎。

A. 分抹印堂至神庭　　B. 轻揉眼眶

C. 分抹印堂至百会　　D. 分抹攒竹至丝竹空

【解析】 答案：B。

本题旨在考查考生对头面部按摩顺序的掌握情况。头面部按摩顺序为分抹印堂至太阳→轻揉眼眶→推摩鼻翼至颧髎→推抹水沟至地仓→轻摩下颌至颊车→轻揉颊车至太阳→点揉印堂至百会→点揉攒竹至百会→勾点风池、风府→梳理头皮→轻揉耳郭。

【鉴定点分布】 相关知识→仰卧位保健按摩→按摩头面部

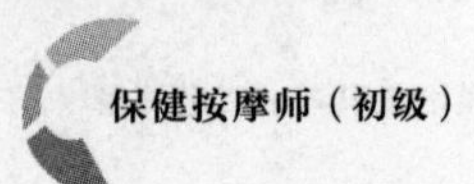

237. 下列按摩手法中属补法的是（　　）。

A. 轻刺激的手法　　B. 重刺激的手法

C. 逆时针操作的手法　　D. 向下推行的手法

【解析】 答案：A。

本题旨在考查考生对按摩常用补泻手法的掌握情况。按摩中常用的补泻手法为：慢为补，快为泻；轻刺激为补，重刺激为泻；顺时针为补，逆时针为泻；顺经为补，逆经为泻等。

【鉴定点分布】 相关知识→仰卧位保健按摩→按摩胸腹部

238. 胸腹部按摩的常用手法有（　　）。

A. 推法、揉法、拿法、按法、压法、摩法

B. 拿法、按法、压法、摩法、擦法

C. 推法、揉法、拿法、㨰法

D. 压法、摩法、擦法、揉㨰法

【解析】 答案：A。

本题旨在考查考生对胸腹部按摩常用手法的掌握情况。胸腹部按摩的常用手法有推法、揉法、拿法、按法、压法、摩法，擦法、㨰法多用于背腰部按摩中。

【鉴定点分布】 相关知识→仰卧位保健按摩→按摩胸腹部

239. 关元穴的定位是（　　）。

A. 位于前正中线上，脐下 3 寸处

B. 位于前正中线上，脐下 2 寸处

C. 位于前正中线上，脐下 1 寸处

D. 位于前正中线上，脐下 1.5 寸处

【解析】 答案：A。

本题旨在考查考生对关元穴定位的掌握情况。关元穴位于腹部，为胸腹部按摩的常用穴位，任脉穴位，居前正中线上，脐下 3 寸处。

【鉴定点分布】 相关知识→仰卧位保健按摩→按摩胸腹部

240. 胸腹部按摩应特别注意（　　）。

A. 对女性宾客采用推法时，应避开胸部的敏感部位

B. 为宾客盖好衣被，防止受凉

C. 询问宾客力度是否合适

D. 询问宾客有没有便秘

【解析】 答案：A。

本题旨在考查考生对胸腹部按摩注意事项的掌握情况。按摩胸腹部时除其他部位

按摩都需要注意的事项以外，还需要特别注意对女性宾客采用推法时，应避开胸部的敏感部位。

【鉴定点分布】 相关知识→仰卧位保健按摩→按摩胸腹部

241.（ ）为摩法的主要作用之一。

A. 解痉止痛 B. 理气和中 C. 消积导滞 D. 引邪出经

【解析】 答案：C。

本题旨在考查考生对摩法作用的掌握情况。摩法具有温经散寒、消积导滞的作用，常用于胸腹及胁肋部，治疗胃脘痛、胸胁胀满、消化不良、泄泻、便秘等。

【鉴定点分布】 相关知识→仰卧位保健按摩→按摩胸腹部

242. 胸腹部按摩的顺序是掌根压双肩→（ ）→全掌揉腹部。

A. 点压上脘、中脘、下脘、天枢、气海、关元穴

B. 分推胸部至两胁

C. 摩腹

D. 全掌揉腹部

【解析】 答案：B。

本题旨在考查考生对胸腹部按摩操作程序的掌握情况。胸腹部按摩的操作程序为：掌根压双肩→分推胸部至两胁→全掌揉腹部→轻拿腹直肌→点压上脘、中脘、下脘、天枢、气海、关元穴→摩腹。

【鉴定点分布】 相关知识→仰卧位保健按摩→按摩胸腹部

243. 气海穴主治（ ）。

A. 腹痛、泄泻、遗尿、遗精、月经不调、虚脱

B. 腹胀腹痛、大便干涩

C. 便秘、腹泻

D. 月经不调、痛经

【解析】 答案：A。

本题旨在考查考生对气海穴运用的掌握情况。气海穴常用于腹痛、泄泻、遗尿、遗精、月经不调、虚脱。

【鉴定点分布】 相关知识→仰卧位保健按摩→按摩胸腹部

244. 中脘穴位于（ ）。

A. 前正中线上，脐上 2 寸处 B. 前正中线上，脐上 4 寸处

C. 前正中线上，脐上 3 寸处 D. 前正中线上，脐上 1.5 寸处

【解析】 答案：B。

本题旨在考查考生对中脘穴定位的掌握情况。中脘穴为任脉腧穴，位于前正中线上，脐上4寸处。

【鉴定点分布】相关知识→仰卧位保健按摩→按摩胸腹部

245. 胸腹部按摩的顺序是轻拿腹直肌→（　　）→摩腹。

A. 分推胸部至两胁

B. 全掌揉腹部

C. 点压上脘、中脘、下脘、天枢、气海、关元穴

D. 掌根压双肩

【解析】答案：C。

本题旨在考查考生对胸腹部按摩顺序的掌握情况。胸腹部按摩的操作程序为：掌根压双肩→分推胸部至两胁→全掌揉腹部→轻拿腹直肌→点压上脘、中脘、下脘、天枢、气海、关元穴→摩腹。

【鉴定点分布】相关知识→仰卧位保健按摩→按摩胸腹部

246. 胸腹部按摩的常用手法不包括（　　）。

A. 推法　　B. 揉法

C. 按法　　D. 㨰法

【解析】答案：D。

本题旨在考查考生对胸腹部按摩常用手法的掌握情况。胸腹部按摩常用的手法有推法、揉法、拿法、按法、压法、摩法。

【鉴定点分布】相关知识→仰卧位保健按摩→按摩胸腹部

247. 按法要求用力由（　　），稳而持续。

A. 轻到重再到轻　　B. 轻到重

C. 轻到重再加重　　D. 重到轻

【解析】答案：A。

本题旨在考查考生对按法操作要领的掌握情况。按法操作时要求垂直向下按压，稳而持续，用力由轻到重，由重到轻，切忌使用猛力按压。

【鉴定点分布】相关知识→仰卧位保健按摩→按摩胸腹部

248. 天枢穴主治（　　）。

A. 腹胀腹痛、腹泻、遗尿

B. 便秘、腹胀肠鸣、盗汗

C. 月经不调、盗汗

D. 绕脐腹痛、腹胀、肠鸣、泄泻、便秘、月经不调

【解析】 答案：D。

本题旨在考查考生对天枢穴应用的掌握情况。天枢穴为足阳明胃经腧穴，常用于绕脐腹痛、腹胀、肠鸣、泄泻、便秘、月经不调等。

【鉴定点分布】 相关知识→仰卧位保健按摩→按摩胸腹部

249. 按摩上肢的好处不包括（　　）。

A. 对腱鞘炎、键盘指、腕管综合征、网球肘、上肢酸沉、肩周炎、颈肩痛均有很好的保健作用

B. 对于加强心肺功能、预防心脏病有良好的效果

C. 可以疏通上肢经络，调理、加强相应脏腑的功能

D. 可以醒脑开窍、滋补肝肾

【解析】 答案：D。

本题旨在考查考生对按摩上肢作用的掌握情况。经常按摩上肢，不仅可以疏通上肢经络，调理、加强相应脏腑的功能，同时对上肢的一些常见疾病如腱鞘炎、键盘指、腕管综合征、网球肘、上肢酸沉、肩周炎、颈肩痛均有很好的保健作用；肺经及心经循行在上肢，故按摩上肢对于加强心肺功能、预防心脏病有良好的效果。醒脑开窍、滋补肝肾功效不属于按摩上肢的作用。

【鉴定点分布】 相关知识→仰卧位保健按摩→按摩上肢

250. 上肢按摩的常用手法不包括（　　）。

A. 推法、拿法、按法　　B. 揉法、压法、点法

C. 搓法、抖法、摇法　　D. 滚法、扳法

【解析】 答案：D。

本题旨在考查考生对上肢按摩常用手法的掌握情况。上肢按摩的常用手法有推法、拿法、按法、揉法、压法、点法、搓法、抖法、摇法。滚法多用于腰背部按摩，保健按摩中不使用扳法。

【鉴定点分布】 相关知识→仰卧位保健按摩→按摩上肢

251. 按摩上肢时应注意（　　）。

A. 按摩时手法力度要适宜

B. 摇肩时幅度不宜过大

C. 若上肢皮肤有较大面积的破损，不宜做按摩

D. 以上都是

【解析】 答案：D。

本题旨在考查考生对按摩上肢注意事项的掌握情况。按摩上肢时应注意按摩时手法力度要适宜，摇肩时幅度不宜过大，若上肢皮肤有较大面积的破损，不宜做按摩。

【鉴定点分布】相关知识→仰卧位保健按摩→按摩上肢

252. 按摩上肢常用穴位不包括（　　）。

A. 曲池穴、内关穴　　B. 大椎穴

C. 合谷穴、劳宫穴　　D. 手三里穴

【解析】答案：B。

本题旨在考查考生对按摩上肢常用穴位的掌握情况。按摩上肢的常用穴位有曲池、手三里、内关、合谷、劳宫。

【鉴定点分布】相关知识→仰卧位保健按摩→按摩上肢

253. 按摩上肢常用穴位包括（　　）。

A. 曲池、攒竹　　B. 内关、合谷

C. 中脘、下脘　　D. 睛明、地仓

【解析】答案：B。

本题旨在考查考生对按摩上肢常用穴位的掌握情况。按摩上肢的常用穴位有曲池、手三里、内关、合谷、劳宫。

【鉴定点分布】相关知识→仰卧位保健按摩→按摩上肢

254. 手三里穴主治（　　）。

A. 经闭、滞产妇科病症

B. 头痛、齿痛、手腕痛

C. 上肢不遂、手臂疼痛麻木、腹痛、腹泻

D. 瘾疹、湿疹等皮肤外科疾患

【解析】答案：C。

本题旨在考查考生对手三里穴应用的掌握情况。手三里穴常用于上肢不遂、手臂疼痛麻木、腹痛、腹泻。

【鉴定点分布】相关知识→仰卧位保健按摩→按摩上肢

255. 按摩上肢的顺序是拿揉上肢三阴三阳→（　　）→点按曲池、手三里、内关、神门、合谷、劳宫穴。

A. 抖动上肢

B. 摇肩关节

C. 推按手掌并拔伸掌指、指间关节

D. 按揉腕关节

【解析】答案：D。

本题旨在考查考生对按摩上肢顺序的掌握情况。按摩上肢的顺序为：拿揉上肢三

阴三阳→按揉腕关节→点按曲池、手三里、内关、神门、合谷、劳宫穴→推按手掌并拔伸掌指、指间关节→抖动上肢→摇肩关节。

【鉴定点分布】相关知识→仰卧位保健按摩→按摩上肢

256. 按摩上肢常用手法包括（　　）。

A. 推法、拿法、按法、揉法、压法

B. 点法、搓法、抖法、摇法、㨰法

C. 拿法、按法、抖法、扳法

D. 抖法、摇法、㨰法、扳法

【解析】答案：A。

本题旨在考查考生对上肢按摩的常用手法的掌握情况。按摩上肢的常用手法有推法、拿法、按法、揉法、压法、点法、搓法、抖法、摇法。

【鉴定点分布】相关知识→仰卧位保健按摩→按摩上肢

257. 内关穴的定位，正确的是（　　）。

A. 仰掌，位于腕横纹上 2 寸，掌长肌腱与桡侧腕屈肌腱之间

B. 仰掌，位于腕横纹上 1 寸，掌长肌腱与桡侧腕屈肌腱之间

C. 仰掌，位于腕横纹上 1.5 寸，掌长肌腱与桡侧腕屈肌腱之间

D. 仰掌，位于腕横纹上 2 寸，拇短肌腱与桡侧腕屈肌腱之间

【解析】答案：A。

本题旨在考查考生对内关穴定位的掌握情况。内关穴为手厥阴心包经腧穴，其定位为仰掌，位于腕横纹上 2 寸，掌长肌腱与桡侧腕屈肌腱之间。

【鉴定点分布】相关知识→仰卧位保健按摩→按摩上肢

258. 可以用于上肢痹痛、麻木等的穴位有（　　）。

A. 合谷、曲池、足三里　　B. 内关、曲池、手三里

C. 劳宫、手三里、太溪　　D. 合谷、劳宫、血海

【解析】答案：B。

本题旨在考查考生对上肢常用穴位的掌握情况。上肢痹痛、麻木等常用穴位有内关、曲池、手三里。

【鉴定点分布】相关知识→仰卧位保健按摩→按摩上肢

259. 按摩下肢的作用是（　　）。

A. 对于膝关节病、下肢发凉等具有很好的保健作用

B. 改善下肢血液循环，消除下肢酸软沉重和疲劳等

C. 以上都是

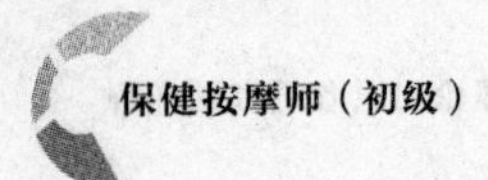

D. 以上都不是

【解析】 答案：C。

本题旨在考查考生对下肢按摩作用的掌握情况。经常按摩下肢对下肢循行的经脉等有改善作用，如可以改善脾胃、肝胆功能，促进消化和吸收，加强肾、生殖泌尿功能；同时也可以改善下肢部的一些疾患及不适，如改善下肢血液循环，消除下肢酸软沉重和疲劳等，对于膝关节病、下肢发凉等具有很好的保健作用。

【鉴定点分布】 相关知识→仰卧位保健按摩→按摩下肢前侧、内侧、外侧部

260. 血海穴的定位是（　　）。

A. 位于大腿内侧，髌底内侧端上 2 寸，当股四头肌内侧头的隆起处

B. 位于大腿外侧，髌底外侧端上 3 寸，当股四头肌外侧头的隆起处

C. 位于大腿内侧，髌底内侧端上 3 寸，当股四头肌内侧头的隆起处

D. 位于大腿外侧，髌底外侧端上 2 寸，当股四头肌外侧头的隆起处

【解析】 答案：A。

本题旨在考查考生对按摩下肢部常用穴位血海穴定位的掌握情况。血海穴为脾经穴位，位于大腿内侧，髌底内侧端上 2 寸，当股四头肌内侧头的隆起处。

【鉴定点分布】 相关知识→仰卧位保健按摩→按摩下肢前侧、内侧、外侧部

261. 按摩下肢的注意事项不包括（　　）。

A. 推、拿下肢膝关节处手法要轻，不宜过重

B. 下肢酸重麻木者不能做按摩

C. 下肢部皮肤有较大面积破损的，不适合做下肢部按摩

D. 脾胃功能不好者可以做下肢部按摩

【解析】 答案：B。

本题旨在考查考生对下肢按摩的掌握情况。下肢按摩的注意事项有推、拿下肢膝关节处手法要轻，不宜过重；下肢部皮肤有较大面积破损的，不适合做下肢部按摩。足太阴脾经及足阳明胃经循行均经过下肢部，故脾胃功能不好者可以做下肢部的按摩，改善脾胃功能。

【鉴定点分布】 相关知识→仰卧位保健按摩→按摩下肢前侧、内侧、外侧部

262. 血海穴的作用包括（　　）。

A. 常用于月经不调、痛经等

B. 常用于瘾疹、皮肤瘙痒、丹毒、膝内侧疼痛

C. 以上都是

D. 以上都不是

【解析】 答案：C。

本题旨在考查考生对血海应用的掌握情况。血海穴为脾经腧穴，位于大腿内侧，常用于月经不调、瘾疹、皮肤瘙痒、丹毒、膝内侧疼痛。

【鉴定点分布】 相关知识→仰卧位保健按摩→按摩下肢前侧、内侧、外侧部

263. 下肢前侧、内侧、外侧部按摩常用手法中不包括（　　）。

A. 抱揉法　　B. 拍法　　C. 拔伸法　　D. 打法

【解析】 答案：C。

本题旨在考查考生对下肢前侧、内侧、外侧部按摩常用手法的掌握情况。下肢前侧、内侧、外侧部按摩常用手法包括按法、揉法、抱揉法、拿法、推法、拍法、打法、压法。

【鉴定点分布】 相关知识→仰卧位保健按摩→按摩下肢前侧、内侧、外侧部

264. 下列错误的是（　）。

A. 下肢内侧、前侧、外侧为足三阴、足阳明及足少阳经脉循行的部位，经常按摩下肢能改善脾胃、肝胆功能，促进消化和吸收

B. 足三里穴为下肢部保健要穴，所以足三里穴按压的时间越长越好

C. 下肢部按摩对于膝关节病、下肢发凉等具有很好的保健作用

D. 按摩下肢能改善下肢血液循环，消除下肢酸软沉重和疲劳等

【解析】 答案：B。

本题旨在考查考生对下肢按摩作用的掌握情况。下肢内侧、前侧、外侧为足三阴、足阳明及足少阳经脉循行的部位，经常按摩下肢不仅能改善脾胃、肝胆功能，促进消化和吸收，加强肾、生殖泌尿功能，还能改善下肢血液循环，消除下肢酸软沉重和疲劳等；对于膝关节病、下肢发凉等也具有很好的保健作用。

【鉴定点分布】 相关知识→仰卧位保健按摩→按摩下肢前侧、内侧、外侧部

265. 足三里穴的主要作用不包括（　　）。

A. 常用于胃痛、呕吐、腹胀、腹泻

B. 常用于下肢痿痹、虚劳诸证

C. 醒脑开窍

D. 可以调理脾胃、补中益气、通经活络、疏风化湿、扶正祛邪

【解析】 答案：C。

本题旨在考查考生对足三里穴应用的掌握情况。足三里穴可以调理脾胃、补中益气、通经活络、疏风化湿、扶正祛邪；常用于胃痛、呕吐、腹胀、腹泻、下肢痿痹、虚劳诸证。

【鉴定点分布】 相关知识→仰卧位保健按摩→按摩下肢前侧、内侧、外侧部

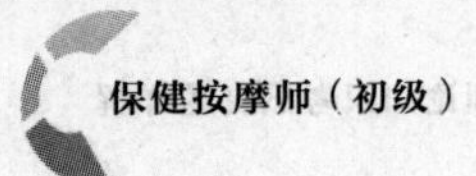

266. 下肢部按摩的顺序错误的是（　　）。

A. 直推下肢前侧、内侧、外侧→拿揉下肢前侧、内侧、外侧→按压足三里、血海、三阴交穴

B. 抱揉膝关节→拍打下肢前侧、内侧、外侧→推摩足背

C. 拿揉下肢前侧、内侧、外侧→按压足三里、血海、三阴交穴→抱揉膝关节

D. 抱揉膝关节→推摩足背→拍打下肢前侧、内侧、外侧

【解析】 答案：D。

本题旨在考查考生对下肢按摩顺序的掌握情况。下肢部按摩的顺序为：直推下肢前侧、内侧、外侧→拿揉下肢前侧、内侧、外侧→按压足三里、血海、三阴交穴→抱揉膝关节→拍打下肢前侧、内侧、外侧→推摩足背→活动踝关节。

【鉴定点分布】 相关知识→仰卧位保健按摩→按摩下肢前侧、内侧、外侧部

267. 下肢部按摩注意事项错误的是（　　）。

A. 所有膝关节病变者不能做下肢部按摩

B. 下肢部皮肤有较大面积破损的，不能做下肢部按摩

C. 推、拿下肢膝关节处手法要轻，不宜过重

D. 下肢骨折急性期不能做下肢部按摩

【解析】 答案：A。

本题旨在考查考生对下肢部按摩注意事项的掌握情况。下肢部按摩注意事项有：推、拿下肢膝关节处手法要轻，不宜过重；下肢部皮肤有较大面积破损的，不能做下肢部按摩；下肢骨折急性期不能做下肢部按摩。

【鉴定点分布】 相关知识→仰卧位保健按摩→按摩下肢前侧、内侧、外侧部

268. 活动踝关节错误的是（　　）。

A. 活动踝关节时先顺时针后逆时针

B. 活动踝关节时技术较好的保健按摩师可以单手操作

C. 活动踝关节可以使踝关节背曲、背伸及环转摇动

D. 活动踝关节时要求宾客处于放松状态

【解析】 答案：B。

本题旨在考查考生对活动踝关节的掌握情况。活动踝关节时要求宾客处于放松状态，保健按摩师一只手托住宾客踝关节上方，另一只手握住其足掌部，使踝关节背曲、背伸及环转摇动，先顺时针后逆时针。

【鉴定点分布】 相关知识→仰卧位保健按摩→按摩下肢前侧、内侧、外侧部

269. 足三里穴的定位为（　　）。

A. 小腿前外侧，当犊鼻穴下 2 寸，胫骨前嵴外一横指处

B. 小腿前内侧，当犊鼻穴下 2 寸，胫骨前嵴外一横指处

C. 小腿前外侧，当犊鼻穴下 3 寸，胫骨前嵴外一横指处

D. 小腿前外侧，当犊鼻穴下 3 寸，胫骨前嵴外两横指处

【解析】答案：C。

本题旨在考查考生对足三里穴定位的掌握情况。足三里穴为足阳明胃经腧穴，其定位为小腿前外侧，当犊鼻穴下 3 寸，胫骨前嵴外一横指处。

【鉴定点分布】相关知识→仰卧位保健按摩→按摩下肢前侧、内侧、外侧部

270. 三阴交穴的作用不包括（ ）。

A. 月经不调、带下　B. 肠鸣、腹胀、泄泻

C. 安胎保胎　D. 滞产、遗尿、失眠

【解析】答案：C。

本题旨在考查考生对三阴交穴应用的掌握情况。三阴交穴为足太阴脾经腧穴，常用于肠鸣、腹胀、泄泻、滞产、月经不调、带下、遗尿、失眠等。

【鉴定点分布】相关知识→仰卧位保健按摩→按摩下肢前侧、内侧、外侧部

271. 下肢前侧、内侧、外侧部按摩不常用（ ）。

A. 踩跷法　B. 拿法　C. 揉法　D. 压法

【解析】答案：A。

本题旨在考查考生对下肢前侧、内侧、外侧部按摩常用手法的掌握情况。下肢前侧、内侧、外侧部按摩常用手法包括按法、揉法、抱揉法、拿法、推法、拍法、打法、压法。

【鉴定点分布】相关知识→仰卧位保健按摩→按摩下肢前侧、内侧、外侧部

272. 下肢部按摩的顺序为（ ）→拿揉下肢前侧、内侧、外侧→按压足三里、血海、三阴交穴。

A. 活动踝关节　B. 拍打下肢前侧、内侧、外侧

C. 直推下肢前侧、内侧、外侧　D. 推摩足背

【解析】答案：C。

本题旨在考查考生对下肢按摩顺序的掌握情况。下肢部按摩的顺序为：直推下肢前侧、内侧、外侧→拿揉下肢前侧、内侧、外侧→按压足三里、血海、三阴交穴→抱揉膝关节→拍打下肢前侧、内侧、外侧→推摩足背→活动踝关节。

【鉴定点分布】相关知识→仰卧位保健按摩→按摩下肢前侧、内侧、外侧部

273. 循行过颈肩部的有（ ）。

A. 手、足少阴，足太阳及督脉　　B. 手、足少阳，足厥阴及督脉

C. 手、足少阳，足太阳及督脉　　D. 手、足少阳，足太阳及足太阴经

【解析】 答案：C。

本题旨在考查考生对颈肩部经脉循行的掌握情况。手三阴从胸走手，足三阴从足走胸腹部，这些都不经过颈肩部。手、足少阳经，足太阳及督脉循行都要经过颈肩部。

【鉴定点分布】 相关知识→俯卧位保健按摩→按摩颈肩部

274. 下列颈肩部按摩常用手法正确的是（　　）。

A. 推法、拿法、点按法、摩法　　B. 推法、拿法、揉法、按法、压法、滚法

C. 搓法、摇法、拿法、按法　　D. 抖法、拿法、滚法

【解析】 答案：B。

本题旨在考查考生对颈肩部按摩常用手法的掌握情况。颈肩部按摩的常用手法有推法、拿法、揉法、按法、压法、滚法。

【鉴定点分布】 相关知识→俯卧位保健按摩→按摩颈肩部

275. 天宗穴的定位是（　　）。

A. 位于肩胛骨冈上窝中央凹陷处，平第四胸椎

B. 位于肩胛骨冈下窝中央凹陷处，平第四胸椎

C. 位于肩胛骨冈下窝中央凹陷处，平第五胸椎

D. 位于肩胛骨冈上窝，平第四胸椎

【解析】 答案：B。

本题旨在考查考生对天宗穴定位的掌握情况。天宗穴为手太阳小肠经穴位，位于肩胛骨冈下窝中央凹陷处，平第四胸椎。

【鉴定点分布】 相关知识→俯卧位保健按摩→按摩颈肩部

276. 下列错误的是（　　）。

A. 颈肩部按摩常用手法包括滚、揉、按、推等

B. 按摩颈肩部不仅可以疏通局部经络，还可以流通六阳经气血。对于改善颈项肩部酸痛沉重、肌肉僵硬，大脑供血不足，头痛、头晕眼花等症均有很好的效果

C. 按压时用力不要过重，点按脊突两侧时，距离脊柱中线不宜过远，以靠近脊突两侧各 0.5 寸为宜

D. 颈肩部为手少阳、足少阳、足太阳及督脉循行所过部位，同时颈项部的大杼穴为手足六阳经交会的部位

【解析】 答案：D。

本题旨在考查考生对颈肩部按摩的掌握情况。颈肩部位为手少阳、足少阳、足太阳及督脉循行所过部位，同时颈项部的大杼穴为手足六阳经交会的部位；按摩颈肩部，不仅可以疏通局部经络，还可以流通六阳经气血。对于改善颈项肩部酸痛沉重、肌肉僵硬，大脑供血不足，头痛、头晕眼花等症均有很好的效果；按压时用力不要过重，点按脊突两侧时，距离脊柱中线不宜过远，以靠近脊突两侧各 0.5 寸为宜；颈肩部按摩的常用穴位有推法、拿法、揉法、按法、压法、擦法。

【鉴定点分布】相关知识→俯卧位保健按摩→按摩颈肩部

277. 下列穴位中不属于颈肩部按摩常用穴位的是（　　）。

A. 肩井　　B. 秉风　　C. 天宗　　D. 百会

【解析】答案：D。

本题旨在考查考生对颈肩部按摩常用穴位的掌握情况。颈肩部按摩的常用穴位有肩井、秉风、天宗。

【鉴定点分布】相关知识→俯卧位保健按摩→按摩颈肩部

278. 天宗穴治疗范围不包括（　　）。

A. 肩胛疼痛、肘臂外后侧痛　　B. 咳喘

C. 肝脾肿大　　D. 乳痛

【解析】答案：C。

本题旨在考查考生对天宗穴运用的掌握情况。天宗穴常用于肩胛疼痛、肘臂外后侧痛、咳喘、乳痛。

【鉴定点分布】相关知识→俯卧位保健按摩→按摩颈肩部

279. 颈肩部按摩操作顺序是拿揉肩部→（　　）→擦肩部。

A. 按压肩井、秉风、天宗穴　　B. 拿揉颈项部

C. 指压棘突两侧　　D. 拿揉肩部

【解析】答案：A。

本题旨在考查考生对颈肩部按摩顺序的掌握情况。颈肩部按摩的操作顺序为：拿揉颈项部→指压棘突两侧→拿揉肩部→按压肩井、秉风、天宗穴→擦肩部。

【鉴定点分布】相关知识→俯卧位保健按摩→按摩颈肩部

280.（　　）穴是颈肩部按摩中常用的穴位。

A. 翳风　　B. 百会　　C. 秉风　　D. 太阳

【解析】答案：C。

本题旨在考查考生对颈肩部按摩常用穴位的掌握情况。颈肩部按摩的常用穴位有肩井、秉风、天宗。

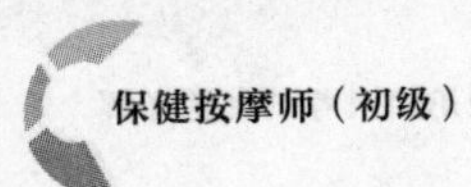

【鉴定点分布】相关知识→俯卧位保健按摩→按摩颈肩部

281. 下列不属于肩井穴治疗范围的是（　　）。

A. 颈项强痛、肩背疼痛　　B. 上肢不遂

C. 乳痈、难产　　D. 月经不调、痛经

【解析】答案：D。

本题旨在考查考生对肩井穴运用的掌握情况。肩井穴常用于颈项强痛、肩背疼痛、上肢不遂、乳痈、难产。

【鉴定点分布】相关知识→俯卧位保健按摩→按摩颈肩部

282. 颈肩部按摩常用手法不包括（　　）。

A. 推法　　B. 滚法　　C. 拿法　　D. 梳理法

【解析】答案：D。

本题旨在考查考生对颈肩部按摩常用手法的掌握情况。颈肩部按摩的常用手法有推法、拿法、揉法、按法、压法、滚法。

【鉴定点分布】相关知识→俯卧位保健按摩→按摩颈肩部

283. 肩井穴准确的定位是（　　）。

A. 肩上，位于大椎与肩峰连线的中点

B. 背上，位于大椎和天宗连线中点

C. 肩上，位于两肩峰连线的中点

D. 肩上，位于臂臑和肩峰连线的中点

【解析】答案：A。

本题旨在考查考生对肩井穴定位的掌握情况。肩井穴定位在肩上，位于大椎与肩峰连线的中点。

【鉴定点分布】相关知识→俯卧位保健按摩→按摩颈肩部

284. 颈肩部按摩操作顺序是拿揉颈项部→（　　）→拿揉肩部。

A. 按压肩井、秉风、天宗穴　　B. 滚肩部

C. 指压棘突两侧　　D. 揉肩胛

【解析】答案：C。

本题旨在考查考生对颈肩部按摩顺序的掌握情况。颈肩部按摩的操作顺序为：拿揉颈项部→指压棘突两侧→拿揉肩部→按压肩井、秉风、天宗穴→滚肩部。

【鉴定点分布】相关知识→俯卧位保健按摩→按摩颈肩部

285. 下列背腰部按摩相关知识错误的是（　　）。

A. 背腰部为足太阳和任脉循行所过部位

B. 按摩背腰部能预防和消除背、腰、下肢部的不适及病痛

C. 按摩背腰部对于改善脏腑功能、调节内分泌有很好的功效

D. 背腰部是人体脏腑腧穴分布所在，各脏腑的气血输注于此

【解析】 答案：A。

本题旨在考查考生对背腰部按摩相关知识的掌握情况。背腰部为足太阳和督脉循行所过部位，是人体脏腑腧穴分布所在，各脏腑的气血输注于此。按摩背腰部不仅能预防和消除背、腰、下肢部的不适及病痛，而且对于改善脏腑功能、调节内分泌有很好的功效。任脉循行于前正中线。

【鉴定点分布】 相关知识→俯卧位保健按摩→按摩背腰部

286. 背腰部按摩的常用手法不包括（　　）。

A. 摇法　　B. 按法　　C. 推法　　D. 压法

【解析】 答案：A。

本题旨在考查考生对背腰部按摩常用手法的掌握情况。背腰部按摩的常用手法有按法、揉法、推法、压法、搓法、拍打法、弹拨法。摇法属于活动关节类手法，不属于背腰部按摩的常用手法。

【鉴定点分布】 相关知识→俯卧位保健按摩→按摩背腰部

287. 命门穴的准确定位是（　　）。

A. 位于后正中线上，第一腰椎棘突下凹陷处

B. 位于后正中线上，第二腰椎棘突下凹陷处

C. 位于后正中线上，第三腰椎棘突下凹陷处

D. 位于后正中线上，第四腰椎棘突下凹陷处

【解析】 答案：B。

本题旨在考查考生对命门穴定位的掌握情况。命门穴为督脉穴位，位于后正中线上，第二腰椎棘突下凹陷处，为背腰部按摩的常用穴位。

【鉴定点分布】 相关知识→俯卧位保健按摩→按摩背腰部

288. 下列背腰部按摩操作步骤中正确的是（　　）。

A. 直推背腰部→搓命门→按揉肾俞穴

B. 按揉肾俞穴→搓命门→直推背腰部

C. 按压足太阳膀胱经→擦脊柱两侧→拍打背腰部

D. 按压足太阳膀胱经→拍打背腰部→擦脊柱两侧

【解析】 答案：C。

本题旨在考查考生对背腰部按摩步骤的掌握情况。背腰部按摩的步骤为：按揉背腰部→弹拨足太阳膀胱经→按压足太阳膀胱经→擦脊柱两侧→拍打背腰部→按揉肾俞

穴→搓命门→直推背腰部。

【鉴定点分布】 相关知识→俯卧位保健按摩→按摩背腰部

289. 下列有关背腰部按摩叙述错误的是（　　）。

A. 拍打背腰部时，在腰部的肾区宜轻不宜重，以免造成肾脏出血

B. 对于急性腰扭伤者手法宜轻不宜重

C. 扳腰是背腰部保健按摩的步骤之一，可以整复错位关节

D. 按摩腰背部对于改善脏腑功能、调节内分泌有很好的功效

【解析】 答案：C。

本题旨在考查考生对背腰部按摩的掌握情况。背腰部为足太阳和督脉循行所过部位，是人体脏腑腧穴分布所在，各脏腑的气血输注于此。按摩背腰部不仅能预防和消除背、腰、下肢部的不适及病痛，而且对改善脏腑功能、调节内分泌有很好的功效。拍打背腰部时，在腰部的肾区用力宜轻不宜重，以免造成肾脏出血。

【鉴定点分布】 相关知识→俯卧位保健按摩→按摩背腰部

290. 肾俞穴的准确定位是（　　）。

A. 背腰部，位于第二腰椎棘突下，旁开 1.5 寸

B. 背腰部，位于第二腰椎棘突下，旁开 3 寸

C. 背腰部，位于第三腰椎棘突下，旁开 1.5 寸

D. 背腰部，位于第二腰椎棘突下，旁开 0.5 寸

【解析】 答案：A。

本题旨在考查考生对肾俞穴的掌握情况。肾俞穴为膀胱经穴位，位于背腰部，第二腰椎棘突下，旁开 1.5 寸。

【鉴定点分布】 相关知识→俯卧位保健按摩→按摩背腰部

291. 背腰部按摩的常用手法不包括（　　）。

A. 按法　　B. 推法　　C. 抖法　　D. 弹拨法

【解析】 答案：C。

本题旨在考查考生对背腰部按摩常用手法的掌握情况。背腰部按摩的常用手法有按法、揉法、推法、压法、搓法、拍打法、弹拨法。

【鉴定点分布】 相关知识→俯卧位保健按摩→按摩背腰部

292. 背腰部按摩的常用穴位不包括（　　）。

A. 肾俞　　B. 命门　　C. 肩井　　D. 腰眼

【解析】 答案：C。

本题旨在考查考生对背腰部按摩常用穴位的掌握情况。背腰部按摩的常用穴位有

肾俞、命门、腰眼等。

【鉴定点分布】相关知识→俯卧位保健按摩→按摩背腰部

293. 对命门穴的应用叙述最准确的是（　　）。

A. 用于阳痿、遗精、带下、痛经等

B. 用于遗尿、月经不调、腰脊强痛、畏寒等

C. 用于四肢冰冷、失眠、多梦等

D. 用于阳痿、遗精、带下、遗尿、月经不调、腰脊强痛等

【解析】答案：D。

本题旨在考查考生对命门穴应用的掌握情况。命门穴常用于阳痿、遗精、带下、遗尿、月经不调、腰脊强痛等。

【鉴定点分布】相关知识→俯卧位保健按摩→按摩背腰部

294. 下列背腰部按摩操作步骤错误的是（　　）。

A. 按揉背腰部→弹拨足太阳膀胱经→按压足太阳膀胱经

B. 㨰脊柱两侧→拍打背腰部→按揉肾俞穴

C. 按揉肾俞穴→搓命门→直推背腰部

D. 拍打背腰部→搓命门→弹拨足太阳膀胱经

【解析】答案：D。

本题旨在考查考生对背腰部按摩步骤的掌握情况。背腰部按摩的步骤为：按揉背腰部→弹拨足太阳膀胱经→按压足太阳膀胱经→㨰脊柱两侧→拍打背腰部→按揉肾俞穴→搓命门→直推背腰部。

【鉴定点分布】相关知识→俯卧位保健按摩→按摩背腰部

295. 下列对下肢后侧部按摩说法不正确的是（　　）。

A. 长时间站立和行走者应以向心性手法操作为主

B. 对于老年人和患有骨癌者，按摩手法要轻，以免造成骨折

C. 孕妇按压三阴交、昆仑等穴可以保胎

D. 对于下肢酸胀沉痛、抽筋、水肿、背腰疼痛及小便不利均有良好的效果

【解析】答案：C。

本题旨在考查考生对下肢后侧部按摩相关知识的掌握情况。下肢后侧是足太阳经循行经过的部位，足太阳经属于膀胱，联络肾脏。按摩下肢不仅可以疏通经络，改善局部血液循环，消除疲劳，对调整泌尿系统也具有重要作用；对于下肢酸胀沉痛、抽筋、水肿、背腰疼痛及小便不利均有良好的效果。长时间站立和行走者应以向心性手法操作为主，对于老年人和患有骨癌者，按摩手法要轻，以免造成骨折。下肢部按摩时，孕妇禁止按压三阴交等穴位，以免造成滑胎。

【鉴定点分布】相关知识→俯卧位保健按摩→按摩下肢后侧部

296. 下肢后侧部按摩的常用穴位不包括（　　）。

A. 四白、血海　　B. 环跳、委中

C. 太溪、昆仑　　D. 承山、殷门

【解析】答案：A。

本题旨在考查考生对下肢后侧部按摩常用穴位的掌握情况。下肢后侧部按摩的常用穴位有环跳、委中、承山、承扶、殷门、太溪、昆仑，以及足部的心反射区、肺反射区、肝反射区、脾反射区、肾反射区。四白穴为面部穴位，血海穴位于下肢内侧，均不属于下肢后侧部按摩的常用穴位。

【鉴定点分布】相关知识→俯卧位保健按摩→按摩下肢后侧部

297. 下肢后侧部按摩部分操作顺序是拿揉臀部及下肢后侧→（　　）→按压环跳、承扶、殷门、委中、承山穴。

A. 拔伸趾关节　　B. 搓、推、按、叩足底

C. 擦臀部及下肢后侧　　D. 按揉常用足部反射区

【解析】答案：C。

本题旨在考查考生对下肢后侧部按摩顺序的掌握情况。下肢后侧部的按摩顺序为：拿揉臀部及下肢后侧→擦臀部及下肢后侧→按压环跳、承扶、殷门、委中、承山穴→拿揉昆仑、太溪穴→拍打臀部→抱揉下肢后侧→按揉常用足部反射区→拔伸趾关节。

【鉴定点分布】相关知识→俯卧位保健按摩→按摩下肢后侧部

298. 关于下肢后侧部按摩的注意事项，下列说法正确的是（　　）。

A. 老年人容易骨折，所以老年人不能做按摩

B. 按摩下肢后侧部时力度宜重

C. 长时间站立和行走者应以向心性手法操作为主

D. 扳法是下肢保健按摩常用手法

【解析】答案：C。

本题旨在考查考生对下肢后侧部按摩注意事项的掌握情况。下肢后侧部按摩的注意事项：长时间站立和行走者在按摩下肢部时应以向心性手法操作为主；对于老年人和患有骨癌者，按摩手法要轻，以免造成骨折。

【鉴定点分布】相关知识→俯卧位保健按摩→按摩下肢后侧部

299. 下肢后侧部按摩的常用穴位不包括（　　）。

A. 环跳、委中　　B. 承山、承扶

C. 太溪、昆仑　　D. 伏兔、梁门

【解析】答案：D。

本题旨在考查考生对下肢后侧部按摩常用穴位的掌握情况。按摩下肢后侧部的常用穴位有环跳、委中、承山、承扶、殷门、太溪、昆仑，以及足部的心反射区、肺反射区、脾反射区、肝反射区和肾反射区。

【鉴定点分布】相关知识→俯卧位保健按摩→按摩下肢后侧部

300. 心反射区的位置是在（　　）。

A. 左足脚掌第三跖骨与第四跖骨间

B. 左足脚掌第四跖骨与第五跖骨间

C. 右足脚掌第二跖骨与第三跖骨间

D. 右足脚掌第三跖骨与第四跖骨间

【解析】答案：B。

本题旨在考查考生对心反射区定位的掌握情况。心反射区位于左足脚掌第四跖骨与第五跖骨间，在肺反射区后方。

【鉴定点分布】相关知识→俯卧位保健按摩→按摩下肢后侧部

301. 下列关于承扶穴叙述错误的是（　　）。

A. 常用于肠鸣腹胀　　B. 常用于痔疾

C. 常用于腰痛　　D. 常用于股痛

【解析】答案：A。

本题旨在考查考生对承扶穴应用的掌握情况。承扶穴常用于腰、骶、臀、股部疼痛和痔疾。

【鉴定点分布】相关知识→俯卧位保健按摩→按摩下肢后侧部

302. 下列操作中正确的是（　　）。

A. 按压环跳、承扶、殷门、委中、承山穴→按揉常用足部反射区→拔伸趾关节

B. 㨰臀部及下肢后侧→拔伸趾关节→搓、推、按、叩足底

C. 拿揉臀部及下肢后侧→㨰臀部及下肢后侧→按压环跳、承扶、殷门、委中、承山穴

D. 抱揉下肢后侧→拍打臀部→拿揉昆仑、太溪穴

【解析】答案：C。

本题旨在考查考生对下肢后侧部按摩顺序的掌握情况。下肢后侧部按摩顺序为：拿揉臀部及下肢后侧→㨰臀部及下肢后侧→按压环跳、承扶、殷门、委中、承山穴→拿揉昆仑、太溪穴→拍打臀部→抱揉下肢后侧→按揉常用足部反射区→拔伸趾关节。

【鉴定点分布】相关知识→俯卧位保健按摩→按摩下肢后侧部

303. 下列下肢后侧部按摩常用穴位中，都在膝关节以下的是（　　）。

A. 殷门、太溪　　B. 承扶、昆仑

C. 环跳、委中　　D. 太溪、昆仑

【解析】 答案：D。

本题旨在考查考生对按摩下肢后侧部常用穴位的掌握情况。按摩下肢后侧部的常用穴位有环跳、委中、承山、承扶、殷门、太溪、昆仑，以及足部的心反射区、肺反射区、脾反射区、肝反射区和肾反射区。其中位于膝关节以下的有承山、太溪、昆仑，以及足部的心反射区、肺反射区、脾反射区、肝反射区和肾反射区。

【鉴定点分布】 相关知识→俯卧位保健按摩→按摩下肢后侧部

304. 下列穴位应用不准确的是（　　）。

A. 足底肾反射区适用于肾盂肾炎、肾结石、动脉硬化、静脉曲张、风湿热、关节炎、湿疹、浮肿、尿毒症、肾功能不全等病症

B. 环跳常用于腰腿痛、半身不遂、下肢痿痹

C. 殷门常用于腰痛、下肢痿痹、月经不调、痛经、腹胀腹痛等

D. 委中常用于腰背痛、膝关节屈伸不利、下肢痿痹、小便不利、丹毒

【解析】 答案：C。

本题旨在考查考生对下肢后侧部常用穴位应用的掌握情况。环跳常用于腰腿痛、半身不遂、下肢痿痹；委中常用于腰背痛、膝关节屈伸不利、下肢痿痹、小便不利、丹毒；殷门常用于腰痛、下肢痿痹等；足底肾反射区适用于肾盂肾炎、肾结石、动脉硬化、静脉曲张、风湿热、关节炎、湿疹、浮肿、尿毒症、肾功能不全等病症。

【鉴定点分布】 相关知识→俯卧位保健按摩→按摩下肢后侧部

305. 下肢后侧部按摩不常用的手法是（　　）。

A. 拿法、推法、搓法　　B. 拍打法、叩击法

C. 摩法、拨法　　D. 按法、揉法、压法

【解析】 答案：C。

本题旨在考查考生对下肢后侧部按摩常用手法的掌握情况。下肢后侧部按摩常用手法有按法、揉法、压法、拿法、推法、搓法、拍打法、叩击法、拔伸法。

【鉴定点分布】 相关知识→俯卧位保健按摩→按摩下肢后侧部

306. 足底肝脏反射区的准确定位是（　　）。

A. 位于左足底第四趾骨与第五趾骨间，在肺反射区下方

B. 位于右足底第四趾骨与第五趾骨间，在肺反射区下方

C. 位于左足底第四趾骨与第五趾骨间，在肺反射区上方

D. 位于右足底第四趾骨与第五趾骨间，在肺反射区上方

【解析】 答案：B。

本题旨在考查考生对足底肝反射区定位的掌握情况。肝反射区位于右足底第四趾骨与第五趾骨间，在肺反射区下方。

【鉴定点分布】 相关知识→俯卧位保健按摩→按摩下肢后侧部

307. 下列关于承扶穴叙述正确的是（　　）。

A. 位于腘横纹中央　　B. 位于腓肠肌肌腹中央

C. 位于臀横纹中点　　D. 位于腓肠肌肌腹下凹陷的顶端

【解析】 答案：C。

本题旨在考查考生对承扶穴定位的掌握情况。承扶穴为足太阳膀胱经腧穴，位于大腿后侧面，臀横纹中点。

【鉴定点分布】 相关知识→俯卧位保健按摩→按摩下肢后侧部

308. 下列手法中不属于下肢后侧部按摩常用手法的是（　　）。

A. 按法　　B. 扳法　　C. 拿法　　D. 拔伸法

【解析】 答案：B。

本题旨在考查考生对下肢后侧部按摩常用手法的掌握情况。下肢后侧部按摩常用手法有按法、揉法、压法、拿法、推法、搓法、拍打法、叩击法、拔伸法。

【鉴定点分布】 相关知识→俯卧位保健按摩→按摩下肢后侧部

二、判断题

1.（　　）保健按摩师应当举止大方、谈吐文雅。

【解析】 答案：√。

本题旨在考查考生对保健按摩师礼仪礼节的掌握情况。随着社会的飞速发展，各行各业对礼仪礼节越来越重视，保健按摩师应当做到举止大方、谈吐文雅。

【鉴定点分布】 基本要求→职业道德→职业道德基本知识

2.（　　）保健按摩师应遵守国家卫生管理、劳动、公安、工商、税务等有关法律。

【解析】 答案：√。

本题旨在考查考生对相关职业守则的掌握情况。遵守国家法律是保健按摩行业健康发展的保证，也是保健按摩师职业道德的具体内容。保健按摩师应遵守国家卫生、劳动、公安、工商、税务等有关法律、法规和本行业的管理规定。

【鉴定点分布】 基本要求→职业道德→职业道德基本知识

3.（　　）说话粗鲁属于保健按摩师的文明服务。

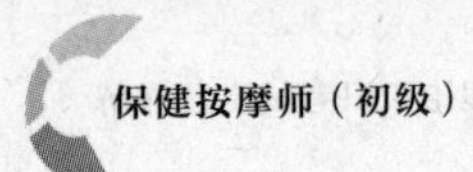

【解析】 答案：×。

本题旨在考查考生对保健按摩师文明服务的掌握情况。保健按摩师文明服务的要求有：尊重宾客、一视同仁；热情服务、有问必答；语言文明、举止端庄；服务至上、真诚奉献。

【鉴定点分布】 基本要求→职业道德→职业道德基本知识

4.（　　）道德就是调整人们之间及个人与社会之间关系的一种特殊的行为准则和规范的总和。

【解析】 答案：√。

本题旨在考查考生对道德基本含义的掌握情况。道德的含义是调整人们之间及个人与社会之间关系的一种特殊的行为准则和规范的总和。

【鉴定点分布】 基本要求→职业道德→职业道德基本知识

5.（　　）道德就是调整个人与社会之间关系的一种特殊的行为准则和工作规章。

【解析】 答案：×。

本题旨在考查考生对道德基本含义的掌握情况。道德的含义是调整人们之间及个人与社会之间关系的一种特殊的行为准则和规范的总和。

【鉴定点分布】 基本要求→职业道德→职业道德基本知识

6.（　　）职业道德就是同人们的职业活动紧密联系的、具有自身职业特征的道德活动现象、道德水平现象和道德规范现象，它是社会道德在职业生活中的具体化。

【解析】 答案：×。

本题旨在考查考生对职业道德含义的掌握情况。所谓职业道德，就是同人们的职业活动紧密联系的、具有自身职业特征的道德活动现象、道德意识现象和道德规范现象，它是社会道德在职业生活中的具体化。应为道德意识现象而非道德水平现象。

【鉴定点分布】 基本要求→职业道德→职业道德基本知识

7.（　　）人生的价值在于奉献。

【解析】 答案：√。

本题旨在考查考生对人生价值观知识点的掌握情况。一个人的伟大并不取决于他的聪明才智，而主要应看他是否自觉地、毫无保留地为社会贡献力量；人生的价值在于奉献。

【鉴定点分布】 基本要求→职业道德→职业道德基本知识

8.（　　）保健按摩师要抵制一切不健康的按摩。

【解析】 答案：√。

本题旨在考查考生对保健按摩师遵纪守法相关要求的掌握情况。遵守法律是保健按摩行业健康发展的保证，也是保健按摩师职业道德的具体内容，保健按摩师应遵守国家相关法律、法规和本行业的管理规定，并依法保护自己正当的工作权益，合法执业，文明服务，坚决抵制一切不健康的按摩。

【鉴定点分布】基本要求→职业道德→职业守则

9.（ ）集体与个人是相互联系的，它们之间的关系实质上是互相依赖、互为依存的关系。

【解析】答案：√。

本题旨在考查考生对集体与个人关系的掌握情况。集体与个人是相互联系的，它们之间的关系实质上是互相依赖、互为依存的关系，集体离开个人就不能称为集体，个人也不可能离开集体而发挥巨大的集体作用。

【鉴定点分布】基本要求→职业道德→职业守则

10.（ ）保健按摩师不应该挑选宾客，应平等待人。

【解析】答案：√。

本题旨在考查考生对保健按摩师爱岗敬业基本要求的掌握情况。爱岗敬业是对包括保健按摩师在内的所有从业人员的基本要求，它是指从业人员应该热爱自己的工作岗位，崇敬自己的职业，尽职尽责，完成本职工作。要求保健按摩师在工作中热情服务，平等待人，要将工作当成自己的事，将宾客当成自己的亲人。

【鉴定点分布】基本要求→职业道德→职业守则

11.（ ）集体与个人是互不联系的，它们之间的关系实质上是互不干涉的关系。

【解析】答案：×。

本题旨在考查考生对个人与集体关系的掌握情况。集体与个人是相互联系的，它们之间的关系实质上是互相依赖、互为依存的关系。

【鉴定点分布】基本要求→职业道德→职业守则

12.（ ）握手礼、点头礼是保健按摩师的常用礼节。

【解析】答案：√。

本题旨在考查考生对保健按摩师常用礼节的掌握情况。保健按摩师在工作和生活中，与宾客、同事常用的礼节为握手礼和点头礼，点头礼又称颔首礼。

【鉴定点分布】基本要求→基础知识→按摩须知

13.（ ）握手礼、拥抱礼是保健按摩师的常用礼节。

【解析】答案：×。

本题旨在考查考生对保健按摩师常用礼节的掌握情况。保健按摩师的常用礼节为握手礼和点头礼。拥抱礼不是常用礼节。

【鉴定点分布】基本要求→基础知识→按摩须知

14.（　　）岗位职责是指劳动岗位的职能与上岗职工所担负的责任。

【解析】答案：√。

本题旨在考查考生对岗位职责的掌握情况。岗位职责是指劳动岗位的职能与上岗职工所担负的责任。

【鉴定点分布】基本要求→基础知识→按摩须知

15.（　　）保健按摩服务程序通常包括准备、迎宾、按摩服务三大部分。

【解析】答案：×。

本题旨在考查考生对保健按摩服务程序的掌握情况。保健按摩的服务程序包括准备工作、迎宾服务、按摩服务及按摩后服务。

【鉴定点分布】基本要求→基础知识→按摩须知

16.（　　）女性保健按摩师要化浓妆接待客人。

【解析】答案：×。

本题旨在考查考生对保健按摩师礼仪礼节的掌握情况。女性保健按摩师在工作时一般以化淡妆为宜。

【鉴定点分布】基本要求→基础知识→按摩须知

17.（　　）保健按摩师每天要保持口腔卫生清洁。

【解析】答案：√。

本题旨在考查考生对保健按摩师礼仪礼节的掌握情况。口是发声的器官，也是进食之处，保健按摩师要做到牙齿洁白，口内无异味，这就要求保健按摩师每天保持口腔清洁卫生。

【鉴定点分布】基本要求→基础知识→按摩须知

18.（　　）身体起立，两眼平视，上肢下垂，下肢并拢，手掌和足尖向前是人体标准解剖学姿势。

【解析】答案：√。

本题旨在考查考生对人体标准解剖知识的掌握情况。人体的标准解剖姿势是身体起立，面向前，两眼向前正方平视，两足并拢，足尖向前，上肢下垂于躯干的两侧，手心向前。

【鉴定点分布】基本要求→基础知识→正常人体解剖基础

19.（　　）人体共有四种组织，即上皮组织、结缔组织、血管组织、神经组织，又称基本组织。

【解析】 答案：×。

本题旨在考查考生对人体基本组织的掌握情况。人体的基本组织有四种，即上皮组织、结缔组织、肌肉组织、神经组织。

【鉴定点分布】 基本要求→基础知识→正常人体解剖基础

20.（　　）每个椎骨可分为椎体、椎弓和椎间盘三部分。

【解析】 答案：×。

本题旨在考查考生对椎骨构成的掌握情况。椎骨由椎体、椎弓及突起构成。相邻椎骨之间由椎间盘、韧带和关节连接。椎间盘在上下两个椎体之间，由纤维环和髓核构成。

【鉴定点分布】 基本要求→基础知识→正常人体解剖基础

21.（　　）活体内每块骨都是由骨质、骨膜和骨髓构成的。

【解析】 答案：√。

本题旨在考查考生对骨构成的掌握情况。人体每块骨都是由骨质、骨髓、骨膜三部分构成。

【鉴定点分布】 基本要求→基础知识→正常人体解剖基础

22.（　　）肱骨是由上、下两端和肱骨体所构成。

【解析】 答案：√。

本题旨在考查考生对肱骨构成的掌握情况。肱骨是由肱骨上端、肱骨下端和肱骨体构成。

【鉴定点分布】 基本要求→基础知识→正常人体解剖基础

23.（　　）骨的形态因功能而异，通常分为长骨、短骨、扁骨和不规则骨。

【解析】 答案：√。

本题旨在考查考生对骨的分类的掌握情况。人体骨按形态可分为四类，即长骨、短骨、扁骨和不规则骨。

【鉴定点分布】 基本要求→基础知识→正常人体解剖基础

24.（　　）人体上肢带骨包括肱骨和锁骨。

【解析】 答案：×。

本题旨在考查考生对上肢带骨组成的掌握情况。人体的上肢带骨有锁骨和肩胛骨。

【鉴定点分布】 基本要求→基础知识→正常人体解剖基础

25.（　　）胸骨柄、胸骨体、胸骨角构成胸骨。

【解析】 答案：×。

本题旨在考查考生对胸骨组成的掌握情况。胸骨由胸骨柄、胸骨体、剑突组成。

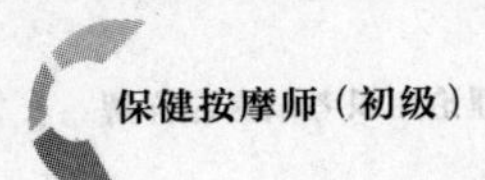

【鉴定点分布】 基本要求→基础知识→正常人体解剖基础

26.（　　）尺骨分为一体两端，上端细小称尺骨小头，下端粗大称尺骨茎突。

【解析】 答案：×。

本题旨在考查考生对尺骨构造的掌握情况。尺骨位于前臂内侧，分为一体两端，上端粗大，后上方的钩状突起称鹰嘴，下端称尺骨头。

【鉴定点分布】 基本要求→基础知识→正常人体解剖基础

27.（　　）椎骨、肩胛骨、胸骨构成躯干骨。

【解析】 答案：×。

本题旨在考查考生对人体躯干骨的掌握情况。躯干骨包括 26 块椎骨、1 块胸骨和 12 对肋骨。

【鉴定点分布】 基本要求→基础知识→正常人体解剖基础

28.（　　）锁骨是由内侧端、锁骨体和胸骨端构成的。

【解析】 答案：×。

本题旨在考查考生对锁骨构成的掌握情况。锁骨是由锁骨内侧端、锁骨体和锁骨外侧端构成的。

【鉴定点分布】 基本要求→基础知识→正常人体解剖基础

29.（　　）人体游离上肢骨包括肱骨、尺骨、桡骨和锁骨。

【解析】 答案：×。

本题旨在考查考生对游离上肢骨组成的掌握情况。人体游离上肢骨的组成为：肱骨、桡骨、尺骨和手骨，手骨包括腕骨、掌骨和指骨。

【鉴定点分布】 基本要求→基础知识→正常人体解剖基础

30.（　　）成年人有颈椎 7 个、胸椎 5 个、骶椎 5 个、尾椎 4～5 个。

【解析】 答案：×。

本题旨在考查考生对椎骨组成的掌握情况。成年人椎骨由 7 个颈椎、12 个胸椎、5 个腰椎、1 块骶骨、1 块尾椎组成。

【鉴定点分布】 基本要求→基础知识→正常人体解剖基础

31.（　　）肱骨是由肱骨头、外科颈、肱骨下端内外上髁构成。

【解析】 答案：×。

本题旨在考查考生对肱骨组成的掌握情况。肱骨是典型的长骨，由肱骨上端、肱骨下端和肱骨体构成。

【鉴定点分布】 基本要求→基础知识→正常人体解剖基础

32.（　　）桡骨分为一体两端，上端细小称桡骨头，下端内侧面有向上突起的茎突。

【解析】答案：×。

本题旨在考查考生对桡骨组成的掌握情况。桡骨位于前臂外侧部，分为一体两端。上端比下端细小，称桡骨头；下端前凹后凸，外侧部分向下突出，称桡骨茎突。

【鉴定点分布】基本要求→基础知识→正常人体解剖基础

33.（　）足骨包括7块跗骨、5块跖骨、15节趾骨。

【解析】答案：×。

本题旨在考查考生对足骨组成的掌握情况。足骨可分为跗骨、跖骨、趾骨，跗骨共7块，即距骨、跟骨、骰骨、足舟骨及3块楔骨；跖骨相当于手的掌骨，共5块；趾骨共14块。

【鉴定点分布】基本要求→基础知识→正常人体解剖基础

34.（　）关节的主要结构包括关节韧带、关节内软骨和关节唇。

【解析】答案：×。

本题旨在考查考生对关节构成知识点的掌握情况。关节的主要结构包括关节面、关节腔和关节囊。韧带、关节内软骨及关节唇等为关节的辅助结构。

【鉴定点分布】基本要求→基础知识→正常人体解剖基础

35.（　）肘关节是由肱骨下端与尺骨上端鹰嘴构成。

【解析】答案：×。

本题旨在考查考生对肘关节知识点的掌握情况。肘关节是由肱骨下端与尺、桡骨上端构成，包括三个关节：肱尺关节、肱桡关节、桡尺近侧关节。

【鉴定点分布】基本要求→基础知识→正常人体解剖基础

36.（　）中医理论体系的主要特点是整体观念和阴阳学说。

【解析】答案：×。

本题旨在考查考生对中医学的基本特点的掌握情况。中医学的基本特点是整体观念和辨证论治。

【鉴定点分布】基本要求→基础知识→中医基础

37.（　）肝、胃、胆、肺、肾称为五脏。

【解析】答案：×。

本题旨在考查考生对五脏相关知识的掌握情况。脏即肝、心、脾、肺、肾，合称“五脏”。

【鉴定点分布】基本要求→基础知识→中医基础

38.（　）凡是剧烈运动着的、外向的、温热的、上升的、明亮的皆属于阳。

【解析】 答案：√。

本题旨在考查考生对阴阳概念的掌握情况。一般来说，凡是运动的、外向的、上升的、温热的、明亮的、无形的、兴奋的都属于阳；相对静止的、内守的、下降的、寒冷的、晦暗的、有形的、抑制的都属于阴。

【鉴定点分布】 基本要求→基础知识→中医基础

39.（　　）阴阳对立制约是指阴与阳任何一方都不能脱离对方而单独存在。

【解析】 答案：×。

本题旨在考查考生对阴阳对立制约的掌握情况。阴阳对立制约是指存在一切事物或现象之中的既对立又统一的两个方面。

【鉴定点分布】 基本要求→基础知识→中医基础

40.（　　）具有生长、升发、条达、舒畅等性质或作用的事物和现象，均归属于金。

【解析】 答案：×。

本题旨在考查考生对五行特性的掌握情况。具有清洁、沉降、收敛等性质和作用的事物及现象均归属于金。

【鉴定点分布】 基本要求→基础知识→中医基础

41.（　　）阴阳学说的基本内容包括：阴阳的对立制约、阴阳的互根互用、阴阳的消长平衡、阴阳的相互转化四个方面。

【解析】 答案：√。

本题旨在考查考生对阴阳学说基本内容的掌握情况。阴阳的基本内容包括阴阳的对立制约、阴阳的互根互用、阴阳的消长平衡及阴阳的相互转化。

【鉴定点分布】 基本要求→基础知识→中医基础

42.（　　）五行学说的基本内容包括五行相生与相克、五行相乘与相侮和五行母子相及三个方面。

【解析】 答案：×。

本题旨在考查考生对五行学说基本内容的掌握情况。五行学说基本内容包括五行的相生与相克、五行的制化与胜复、五行相乘与相侮和五行母子相及四个方面。

【鉴定点分布】 基本要求→基础知识→中医基础

43.（　　）凡是相对运动的、外向的、下降的、晦暗的皆属于阴。

【解析】 答案：×。

本题旨在考查考生对阴阳概念的掌握情况。一般来说，凡是运动的、外向的、上升的、温热的、明亮的、无形的、兴奋的都属于阳；相对静止的、内守的、下降的、寒冷的、晦暗的、有形的、抑制的都属于阴。

【鉴定点分布】基本要求→基础知识→中医基础

44.（　　）五行，即木、火、土、金、水五种物质及其运动变化。

【解析】答案：√。

本题旨在考查考生对五行概念的掌握情况。五行，即木、火、土、金、水五种物质及其运动变化。

【鉴定点分布】基本要求→基础知识→中医基础

45.（　　）心主血脉，其华在发，开窍于舌。

【解析】答案：×。

本题旨在考查考生对心生理功能及心与形、窍的关系的掌握情况。心的生理功能为主血脉、藏神；心与形、窍、志、液的关系为：心在体合脉、其华在面，在窍为舌，在志为喜，在液为汗。

【鉴定点分布】基本要求→基础知识→中医基础

46.（　　）脾有藏血、藏精的作用。

【解析】答案：×。

本题旨在考查考生对脾生理功能的掌握情况。脾的生理功能有两个方面，一是主运化，二是主统血。

【鉴定点分布】基本要求→基础知识→中医基础

47.（　　）脏者属阳，化生，贮藏精气。

【解析】答案：×。

本题旨在考查考生对五脏生理功能及阴阳属性的掌握情况。五脏属阴，六腑属阳，五脏共同的生理特点是化生，贮藏精气。

【鉴定点分布】基本要求→基础知识→中医基础

48.（　　）肺外合皮毛开窍于耳。

【解析】答案：×。

本题旨在考查考生对肺生理功能的掌握情况。肺在体合皮，其华在毛，在窍为鼻，在志为悲，在液为涕，与秋气相通应。

【鉴定点分布】基本要求→基础知识→中医基础

49.（　　）肾为后天之本。

【解析】答案：×。

本题旨在考查考生肾生理功能的掌握情况。肾藏有“先天之精”，为脏腑阴阳之本、生命之源，故称肾为“先天之本”。

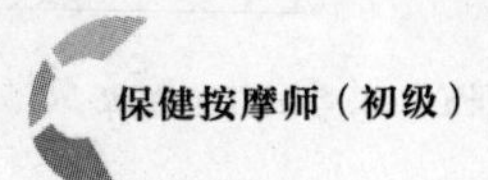

【鉴定点分布】基本要求→基础知识→中医基础

50.（　　）小肠的主要功能是受盛化物，化气行水。

【解析】答案：×。

本题旨在考查考生对小肠生理功能的掌握情况。小肠的主要生理功能是受盛化物和泌别清浊。

【鉴定点分布】基本要求→基础知识→中医基础

51.（　　）经络是贯通全身、联络脏腑肢节、防治病变、接受药物的通道。

【解析】答案：×。

本题旨在考查考生对经络概念的掌握情况。经络是运行气血、联络脏腑肢节、沟通上下内外的通路，是经脉和络脉的总称。

【鉴定点分布】基本要求→基础知识→经络腧穴

52.（　　）神门穴的主治作用是心烦、惊悸、失眠。

【解析】答案：√。

本题旨在考查考生对神门穴应用的掌握情况。神门穴为心经腧穴，主要运用于心烦、惊悸、失眠。

【鉴定点分布】基本要求→基础知识→经络腧穴

53.（　　）涌泉位于足底（去趾）前 1/3 与后 2/3 交界处，足趾跖屈时呈凹陷处。

【解析】答案：√。

本题旨在考查考生对涌泉穴定位的掌握情况。涌泉穴为足少阴肾经腧穴，位于足底（去趾）前 1/3 与后 2/3 交界处，足趾跖屈时呈凹陷处。

【鉴定点分布】基本要求→基础知识→经络腧穴

54.（　　）人体腧穴大体分为十二经穴、奇穴和阿是穴三大类。

【解析】答案：×。

本题旨在考查考生对腧穴分类的掌握情况。人体腧穴大体分为十四经穴、奇穴和阿是穴三大类。

【鉴定点分布】基本要求→基础知识→经络腧穴

55.（　　）手太阴肺经起于胸前壁外上方的中府穴，循上肢内侧前缘，沿鱼际，止于拇指桡侧端的少商穴。

【解析】答案：√。

本题旨在考查考生对手太阴肺经循行的掌握情况。手太阴肺经起于胸前壁外上方的中府穴，循上肢内侧前缘，沿鱼际，止于拇指桡侧端的少商穴。

【鉴定点分布】 基本要求→基础知识→经络腧穴

56.（　　）手阳明大肠经属于手三阳经之一。

【解析】 答案：√。

本题旨在考查考生对手三阳的掌握情况。手阳明大肠经、手少阳三焦经与手太阳小肠经合称为手三阳经。

【鉴定点分布】 基本要求→基础知识→经络腧穴

57.（　　）人体腧穴大体分为经穴、奇穴和阿是穴三大类。

【解析】 答案：√。

本题旨在考查考生对人体腧穴分类的掌握情况。人体的腧穴大体可以分为三类，即十四经穴、经外奇穴、阿是穴，十四经穴简称经穴。

【鉴定点分布】 基本要求→基础知识→经络腧穴

58.（　　）腧穴的常用定位方法是拇指同身寸法、中指同身寸法、横指同身寸法。

【解析】 答案：×。

本题旨在考查考生对腧穴常用定位方法的掌握情况。腧穴常用的定位方法有骨度分寸法、体表标志法、手指同身寸法及简便取穴法。

【鉴定点分布】 基本要求→基础知识→经络腧穴

59.（　　）期门位于胸部，乳头直下，第六肋间隙，前正中线旁开 3 寸。

【解析】 答案：×。

本题旨在考查考生对期门穴定位的掌握情况。期门穴位于胸部，乳头直下，第六肋间隙，前正中线旁开 4 寸。

【鉴定点分布】 基本要求→基础知识→经络腧穴

60.（　　）肝气郁滞应取神门穴。

【解析】 答案：×。

本题旨在考查考生对神门穴主治的掌握情况。神门穴常用于心痛心悸、健忘失眠、癫狂、痫症及胸胁痛。

【鉴定点分布】 基本要求→基础知识→经络腧穴

61.（　　）手厥阴心经是手三阴经之一。

【解析】 答案：×。

本题旨在考查考生对手三阴经名称的掌握情况。手三阴经为手太阴肺经、手少阴心经、手厥阴心包经。

【鉴定点分布】 基本要求→基础知识→经络腧穴

62.（　　）第二、三掌骨之间，约平第二掌骨中点取合谷穴。

【解析】 答案：×。

本题旨在考查考生对合谷穴定位的掌握情况。合谷位于手背第一、二掌骨间，第二掌骨桡侧的中点处。

【鉴定点分布】 基本要求→基础知识→经络腧穴

63.（　　）曲池穴常用于失眠、多梦、心悸、心烦。

【解析】 答案：×。

本题旨在考查考生对曲池穴主治的掌握情况。曲池穴常用于手臂痹痛、上肢不遂、热病、高血压、肠胃及五官热症，以及瘾疹、湿疹等皮肤科疾患。

【鉴定点分布】 基本要求→基础知识→经络腧穴

64.（　　）手少阳三焦经起于关冲穴，沿手背四、五掌骨间上行循上肢外侧中间，至肩部上颈，经耳后，止于眉梢处的瞳子髎穴。

【解析】 答案：×。

本题旨在考查考生对手少阳三焦经循行的掌握情况。手少阳三焦经起于无名指尺侧端的关冲穴，沿手背四、五掌骨间上行循上肢外侧中间，至肩部上颈，经耳后，止于眉梢处的丝竹空穴。

【鉴定点分布】 基本要求→基础知识→经络腧穴

65.（　　）腹部，关元穴旁开 2 寸取天枢穴。

【解析】 答案：×。

本题旨在考查考生对天枢穴定位的掌握情况。天枢穴位于腹部，肚脐旁开 2 寸。

【鉴定点分布】 基本要求→基础知识→经络腧穴

66.（　　）心俞穴是在第七胸椎棘突下，旁开 1.5 寸。

【解析】 答案：×。

本题旨在考查考生对心俞穴定位的掌握情况。心俞穴在背部，位于第五胸椎棘突下，旁开 1.5 寸。

【鉴定点分布】 基本要求→基础知识→经络腧穴

67.（　　）大柱穴与肩峰端连线外 1/3 取肩井穴。

【解析】 答案：×。

本题旨在考查考生对肩井穴定位的掌握情况。肩井穴在肩上，位于大椎与肩峰连线的中点，前直乳中。

【鉴定点分布】 基本要求→基础知识→经络腧穴

68.（　　）三阴交穴位于内踝高点直上 5 寸，胫骨后缘。

【解析】 答案：×。

本题旨在考查考生对三阴交定位的掌握情况。三阴交为脾经穴，位于小腿内侧面，内踝尖上 3 寸，胫骨内侧面后缘。

【鉴定点分布】 基本要求→基础知识→经络腧穴

69.（　　）眉梢与目内眦连线中点向后 1 寸凹陷中取太阳穴。

【解析】 答案：×。

本题旨在考查考生对太阳穴定位的掌握情况。太阳穴位于颞部，眉梢与目外眦之间，向后约一横指凹陷处。

【鉴定点分布】 基本要求→基础知识→经络腧穴

70.（　　）春秋战国时期的《黄帝内经》是我国第一部记述养生保健按摩的医学理论专著。

【解析】 答案：√。

本题旨在考查考生对按摩发展概况的掌握情况。《黄帝内经》是我国医学宝库中现存成书最早的一部医学典籍，同时也是我国第一部记述养生保健按摩的医学理论专著。

【鉴定点分布】 基本要求→基础知识→按摩概述

71.（　　）按摩起源于人的本能行为和劳动、生活实践。

【解析】 答案：√。

本题旨在考查考生对按摩起源的掌握情况。按摩起源于人的本能行为和劳动、生活实践。

【鉴定点分布】 基本要求→基础知识→按摩概述

72.（　　）按摩起源于人的智慧。

【解析】 答案：×。

本题旨在考查考生对按摩起源的掌握情况。按摩起源于人的本能行为和劳动、生活实践。

【鉴定点分布】 基本要求→基础知识→按摩概述

73.（　　）先秦时期按摩的主流以保健为主。

【解析】 答案：×。

本题旨在考查考生对按摩发展源流的掌握情况。先秦时期保健性质的按摩在文献中有所提及，但是按摩的主流是以医疗为主。

【鉴定点分布】 基本要求→基础知识→按摩概述

74.（　　）保健按摩是通过手法刺激体表直接影响经络，从而起到脏腑的调节作用。

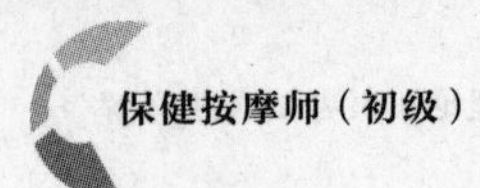

【解析】答案：×。

本题旨在考查考生对按摩作用原理的掌握情况。保健按摩对脏腑的调节作用，是通过手法刺激体表直接影响脏腑功能，以及经络与脏腑间的联系来实现的。

【鉴定点分布】基本要求→基础知识→按摩作用原理

75.（　　）保健按摩的基本作用是彼此关联、密不可分的。

【解析】答案：√。

本题旨在考查考生对保健按摩作用的掌握情况。按摩的作用为促进气血运行、调整脏腑功能、滑利关节、增强人体抗病能力，按摩的作用之间彼此联系，密不可分。

【鉴定点分布】基本要求→基础知识→按摩作用原理

76.（　　）通过疏通经络，促进气血运行，调整睡眠，滑利关节，增强人体抗病能力，最终能达到调和阴阳的作用。

【解析】答案：×。

本题旨在考查考生对按摩作用原理的掌握情况。按摩可以疏通经络，促进气血运行，调整脏腑功能，滑利关节，增强人体抗病能力，从而达到调和人体阴阳的作用。

【鉴定点分布】基本要求→基础知识→按摩作用原理

77.（　　）按揉足三里穴能使分泌过多的胃液减少，但不可以使分泌不足的胃液增多。

【解析】答案：×。

本题旨在考查考生对按摩调整脏腑功能的掌握情况。实践证明，保健按摩对脏腑的不同状态，有着双向的良性调节作用。例如按揉足三里穴，既能使分泌过多的胃液减少，也可以使分泌不足的胃液增多。

【鉴定点分布】基本要求→基础知识→按摩作用原理

78.（　　）我国的按摩分为医疗按摩、保健按摩、康复按摩、运动按摩和其他按摩。

【解析】答案：√。

本题旨在考查考生对按摩分类的掌握情况。按摩主要可以分为医疗按摩、保健按摩、康复按摩、运动按摩和其他按摩。

【鉴定点分布】基本要求→基础知识→按摩的种类

79.（　　）保健按摩的主要目的是强身健体，延年益寿。

【解析】答案：√。

本题旨在考查考生对保健按摩目的的掌握情况。保健按摩的主要目的是强身健体，延年益寿。

【鉴定点分布】 基本要求→基础知识→按摩的种类

80.（　　）从事医疗按摩的人员必须具备中等以上专科学历。

【解析】 答案：√。

本题旨在考查考生对医疗按摩从业人员要求的掌握情况。医疗按摩属于医疗性质，从业人员必须具备中等以上专科学历，经考试获执业医师资格证。

【鉴定点分布】 基本要求→基础知识→按摩的种类

81.（　　）保健按摩基本手法分为摩擦类、挤压类、摆动类、振动类、叩击类、抖动类共六大类，二十四种手法。

【解析】 答案：×。

本题旨在考查考生对按摩手法分类的掌握情况。保健按摩基本手法包括摩擦类手法、挤压类手法、摆动类手法、振动类手法、叩击类手法、运动关节类手法六类，共二十四种手法。

【鉴定点分布】 基本要求→基础知识→按摩手法

82.（　　）擦法是手紧贴皮肤做往返移动并使皮肤产生热量的手法。

【解析】 答案：×。

本题旨在考查考生对擦法概念的掌握情况。用手紧贴体表，稍用力下压直线往返摩擦，使之产生一定热量的手法称为擦法。

【鉴定点分布】 基本要求→基础知识→按摩手法

83.（　　）解除肌肉痉挛是摇法的主要作用。

【解析】 答案：×。

本题旨在考查考生对摇法作用的掌握情况。摇法的主要作用有滑利关节、松解粘连、增强关节活动功能等作用。

【鉴定点分布】 基本要求→基础知识→按摩手法

84.（　　）摩擦类手法是指以掌、指或肘贴附在体表做直线或环形移动。

【解析】 答案：√。

本题旨在考查考生对摩擦类手法定义的掌握情况。以掌、指或肘贴附在体表做直线或环形移动称为摩擦类手法。

【鉴定点分布】 基本要求→基础知识→按摩手法

85.（　　）用指掌或肢体其他部位按压或对称性挤压体表，称为挤压类手法。

【解析】 答案：√。

本题旨在考查考生对挤压类手法定义的掌握情况。用指掌或肢体其他部位按压或对称性挤压体表，称为挤压类手法。

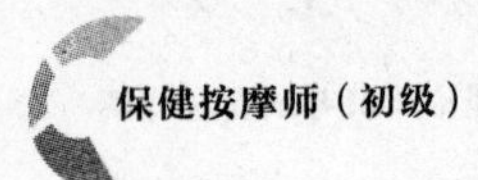

【鉴定点分布】基本要求→基础知识→按摩手法

86.（　）按法时用力向前下方，稳而持续。

【解析】答案：×。

本题旨在考查考生对按法操作的掌握情况。按法的操作要领为垂直向下按压，由轻到重，再由重到轻。

【鉴定点分布】基本要求→基础知识→按摩手法

87.（　）推法一般是任意方向都可进行。

【解析】答案：×。

本题旨在考查考生对推法概念的掌握情况。以指、掌或肘着力于机体的一定部位，做单方向的直线运动称为推法。

【鉴定点分布】基本要求→基础知识→按摩手法

88.（　）挤压类手法包括按、点、拨、捏、搓和踩跷等手法。

【解析】答案：×。

本题旨在考查考生对挤压类手法分类的掌握情况。挤压类手法包括按、点、拨、捏、拿、捻和踩跷。搓法为摩擦类手法，㨰法及揉法属于摆动类手法。

【鉴定点分布】基本要求→基础知识→按摩手法

89.（　）拨法是以指端掌根或肘尖，着力于体表下压一定深度，做与肌纤维、肌腱骨骼呈垂直方向的拨动。

【解析】答案：×。

本题旨在考查考生对拨法的掌握情况。用指端、掌根或肘尖做与肌纤维、肌腱、韧带呈垂直方向的拨动，称为拨法。

【鉴定点分布】基本要求→基础知识→按摩手法

90.（　）摆动类手法渗透力强，作用面大，适用于肌肉丰厚部位。

【解析】答案：×。

本题旨在考查考生对摆动类手法特点的掌握情况。摆动类手法的特点是：上肢放松，腕和前臂的动作要协调一致，渗透力强，作用面积小，适用于全身各部位或穴位。

【鉴定点分布】基本要求→基础知识→按摩手法

91.（　）揉法是与皮肤进行摩擦的发热手法。

【解析】答案：×。

本题旨在考查考生对揉法的掌握情况。用指、掌或前臂附着于一定部位，做轻柔缓和的环转运动，并带动该处的皮下组织，称为揉法。

【鉴定点分布】基本要求→基础知识→按摩手法

92.（　　）握拳㨰法，手握空拳，用食指、中指、无名指、小指四指的近侧指间关节突起部分着力，附着于体表一定部位，腕部放松，通过腕关节做均匀的屈伸和前臂的前后往返摆动，使拳做小幅度的来回㨰动。

【解析】答案：√。

本题旨在考查考生对握拳㨰法的掌握情况。手握空拳，用食指、中指、无名指、小指四指的近侧指间关节突起部分着力，附着于体表一定部位，腕部放松，通过腕关节做均匀的屈伸和前臂的前后往返摆动，使拳做小幅度的来回㨰动。

【鉴定点分布】基本要求→基础知识→按摩手法

93.（　　）抖法幅度要大，使肌肉呈波浪式的抖动。

【解析】答案：×。

本题旨在考查考生对抖法操作要领的掌握情况。抖法的操作要领是：抖动幅度要小，频率要快，牵引力适宜，节律均匀。

【鉴定点分布】基本要求→基础知识→按摩手法

94.（　　）静止性用力左右摆动为振动类手法的特点。

【解析】答案：×。

本题旨在考查考生对振法的掌握情况。以指或掌着力于一定部位做强烈的震颤，称为振法。操作时要求紧贴于施术部位，强力静止性用力，身体其他部位放松，呼吸自然。

【鉴定点分布】基本要求→基础知识→按摩手法

95.（　　）拔伸法是用力牵拉关节的方法。

【解析】答案：×。

本题旨在考查考生对拔伸手法的掌握情况。应用对抗力量对关节或肢体进行牵拉，使关节伸展，称为拔伸法。

【鉴定点分布】基本要求→基础知识→按摩手法

96.（　　）薄荷水的作用是清凉解表，清利头目。

【解析】答案：√。

本题旨在考查考生对薄荷水作用的掌握情况。薄荷水具有清凉解表、清利头目的作用。

【鉴定点分布】基本要求→基础知识→按摩介质、器具

97.（　　）清凉解表、祛风散寒是薄荷水的主要作用。

【解析】答案：×。

本题旨在考查考生对薄荷水作用的掌握情况。薄荷水具有清凉解表、清利头目的

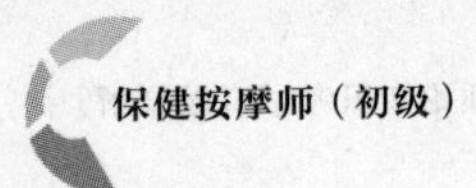

作用。

【鉴定点分布】基本要求→基础知识→按摩介质、器具

98.（　　）跌打损伤按摩以薄荷水作介质，可提高疗效。

【解析】答案：×。

本题旨在考查考生对薄荷水作用的掌握情况。薄荷水具有清凉解表、清利头目的作用。跌打损伤时不适合使用。

【鉴定点分布】基本要求→基础知识→按摩介质、器具

99.（　　）按摩时使用红花油治疗跌打损伤可提高疗效。

【解析】答案：√。

本题旨在考查考生对红花油作用的掌握情况。红花油具有活血化瘀的功效，故跌打损伤时可以使用。

【鉴定点分布】基本要求→基础知识→按摩介质、器具

100.（　　）行政法规是由国家的最高行政机关，即国务院制定的规范性文件，属于二级大法。

【解析】答案：×。

本题旨在考查考生对行政法规的掌握情况。行政法规是由国家最高行政机关，即国务院制定的规范性文件。例如《中华人民共和国道路交通管理条例》《公共场所卫生管理条例》。它的地位和效力低于法律，但高于地方各级国家权力机关和行政机关制定的法律规范。

【鉴定点分布】基本要求→基础知识→相关法律、法规知识

101.（　　）治安管理是依据法律，依靠人民群众而建立的法律法规。

【解析】答案：×。

本题旨在考查考生对治安管理有关法律法规的掌握情况。所谓治安管理，是指依据《中华人民共和国宪法》，为了建立和维护正常的社会治安秩序，保障社会生活的正常进行，通过公安机关依据法律、依靠人民群众进行治安管理的活动。

【鉴定点分布】基本要求→基础知识→相关法律、法规知识

102.（　　）心理健康包括心理健康状态和维持心理健康两方面。

【解析】答案：√。

本题旨在考查考生对心理健康的掌握情况。心理健康又称心理卫生，主要包括心理健康状态和维持心理健康两方面。

【鉴定点分布】基本要求→基础知识→保健按摩服务心理学

103.（　　）真诚是尊重的基础。

【解析】 答案：√。

本题旨在考查考生对心理服务的掌握情况。真诚是指在心理服务过程中，保健按摩师应该以“真正的我”出现，很自然、很真诚地投入服务过程。真诚是尊重的基础。

【鉴定点分布】 基本要求→基础知识→保健按摩服务心理学

104.（　　）心理健康的人能够对周围事物和环境做出客观的认识及评价，并能与现实环境保持良好的接触。

【解析】 答案：√。

本题旨在考查考生对心理健康的掌握情况。心理健康又称心理卫生，主要包括心理健康状态和维持心理健康两方面。心理健康的人能够对周围事物和环境做出客观的认识及评价，并能与现实环境保持良好的接触。

【鉴定点分布】 基本要求→基础知识→保健按摩服务心理学

105.（　　）礼貌用语的“五句十字”是“对不起”“您好”“请”“再见”“麻烦”。

【解析】 答案：×。

本题旨在考查考生对常用礼貌用语的掌握情况。礼貌用语的“五句十字”是指“您好”“请”“谢谢”“对不起”“再见”。

【鉴定点分布】 相关知识→接待与咨询→接待

106.（　　）左手递名片被视为不礼貌的行为。

【解析】 答案：√。

本题旨在考查考生对递名片礼节的掌握情况。递名片给他人时应郑重其事，起身站立，走上前去，用双手或者右手握住名片，将名片正面朝上递给对方。

【鉴定点分布】 相关知识→接待与咨询→接待

107.（　　）与人交谈时内容要详细、具体。

【解析】 答案：×。

本题旨在考查考生对语言要求的掌握情况。在与人交谈时，言语必须准确，内容要简明，力求言简意赅。

【鉴定点分布】 相关知识→接待与咨询→接待

108.（　　）握手时手的相距位置一般不需要太注意。

【解析】 答案：×。

本题旨在考查考生对握手礼仪的掌握情况。握手的标准姿势为：行至距握手对象约1米处，双腿立正，上身略向前倾，伸出右手，四指并拢，拇指张开与对方相握，握手时应用力适度，上下稍稍晃动三四次，随后松开手，恢复原状。

【鉴定点分布】相关知识→接待与咨询→接待

109.（　　）给对方递名片时要将名片举得高于胸部。

【解析】答案：×。

本题旨在考查考生对递名片礼仪的掌握情况。递名片给他人时，用双手或者右手握住名片，将名片正面朝上递给对方。

【鉴定点分布】相关知识→接待与咨询→接待

110.（　　）接过他人名片时应立即放入口袋或收好。

【解析】答案：×。

本题旨在考查考生对接受名片礼仪的掌握情况。当他人表示要递名片给自己或交换名片时，应该立即放下手中的事情，双手接过名片，并点头致谢。接过名片后，应在对方面前用半分钟左右的时间，将其认真读一遍。

【鉴定点分布】相关知识→接待与咨询→接待

111.（　　）壮族人口达1 000多万，是我国民族中人口最多的民族。

【解析】答案：×。

本题旨在考查考生对少数民族的掌握情况。壮族人口达1 000多万，是我国少数民族中人口最多的民族，而非我国民族中人口最多的。

【鉴定点分布】相关知识→接待与咨询→接待

112.（　　）在台湾地区，3月23日前后是规模盛大的“妈祖祭”。

【解析】答案：√。

本题旨在考查考生对台湾地区风俗习惯的掌握情况。“妈祖祭”是台湾特有的地方节庆活动，在每年的3月23日前后举行。

【鉴定点分布】相关知识→接待与咨询→接待

113.（　　）维吾尔族非常重视礼貌，与人相见时，喜欢将左手按在胸部中央，身体向前倾30度左右，或施握手礼，以表示对他人的尊重。

【解析】答案：×。

本题旨在考查考生对少数民族维吾尔族风俗习惯的掌握情况。维吾尔族非常重视礼貌，与人相见时，将右手按在胸部中央，身体向前倾30度左右，或施握手礼，以表示对他人的尊重。

【鉴定点分布】相关知识→接待与咨询→接待

114.（　　）彝族人信奉佛教。

【解析】答案：×。

本题旨在考查考生对少数民族彝族风俗习惯的掌握情况。彝族在西南各省均有分布，以广西和四川的凉山地区较为集中。由于所处地域不同，因而宗教信仰也不尽相同。四川凉山地区传统色彩浓厚，而其他地区则同时还信奉佛教、道教，或者西波教。

【鉴定点分布】 相关知识→接待与咨询→接待

115. (　　) 介绍项目时，要求用词详细、专业、准确。

【解析】 答案：×。

本题旨在考查考生对介绍服务项目知识的掌握情况。在介绍项目时，要求用词简单、通俗、准确，语速缓慢，使宾客容易理解、感到亲切，避免用一些专业术语和生僻词汇。

【鉴定点分布】 相关知识→接待与咨询→咨询

116. (　　) 介绍项目时，内容尽量详细、明了，让宾客充分了解按摩保健的特点。

【解析】 答案：×。

本题旨在考查考生对保健按摩服务介绍项目的掌握情况。在介绍项目时，内容尽量简单明确，抓住重点，突出按摩保健的特点，不要泛泛而谈、不着边际，那样只会让宾客觉得不知所云、更加糊涂。

【鉴定点分布】 相关知识→接待与咨询→咨询

117. (　　) 按摩师在进行按摩服务前应先检查仪器、设备电源是否安全，是否能随时接通，并插好电源。

【解析】 答案：√。

本题旨在考查考生对按摩前准备的掌握情况。按摩师上岗后的准备工作有：检查仪器、设备电源是否安全，是否能随时接通，并插好电源；检查保健按摩服务项目的用品、用具是否消毒及准备妥当；帮助宾客填好“登记卡”等。

【鉴定点分布】 相关知识→仰卧位保健按摩→按摩前准备

118. (　　) 按摩用品、保健品应摆放在明显的位置，以供宾客选购。

【解析】 答案：√。

本题旨在考查考生对保健按摩师按摩前准备工作的掌握情况。保健按摩师在按摩前应将按摩床、枕头、凳子、按摩膏、按摩巾等用品用具摆放在便于使用的位置，以供操作时使用；按摩用品、保健品应摆放在明显的位置，以供宾客选购。

【鉴定点分布】 相关知识→仰卧位保健按摩→按摩前准备

119. (　　) 按摩仪器属于按摩前准备用品用具之一。

【解析】 答案：×。

本题旨在考查考生对保健按摩师按摩前准备工作的掌握情况。按摩前准备的用具用品有按摩床、枕头、床单、凳子、按摩膏、按摩巾等。

【鉴定点分布】 相关知识→仰卧位保健按摩→按摩前准备

120.（　）服务员应在按摩师进行按摩服务前检查保健按摩服务项目的用品、用具是否消毒及准备妥当，按摩师可以省略此项程序。

【解析】 答案：×。

本题旨在考查考生对保健按摩师按摩前准备工作的掌握情况。保健按摩师上岗前的准备工作包括：准备用品用具，整理环境卫生及个人卫生。

【鉴定点分布】 相关知识→仰卧位保健按摩→按摩前准备

121.（　）保持环境卫生就是指保持室内外卫生。

【解析】 答案：×。

本题旨在考查考生对环境卫生内容的掌握情况。保健按摩院的环境卫生包括室内外卫生和设备用品用具的整洁。

【鉴定点分布】 相关知识→仰卧位保健按摩→按摩前准备

122.（　）环境卫生包括个人卫生。

【解析】 答案：×。

本题旨在考查考生对环境卫生内容的掌握情况。保健按摩师上岗前的准备工作包括：准备用品用具，整理环境卫生及个人卫生。其中环境卫生包括室内外卫生和设备用品用具的整洁。个人卫生工作包括洗脸、洗手、梳理头发，穿干净统一的工作服，去掉手上佩戴的饰物。

【鉴定点分布】 相关知识→仰卧位保健按摩→按摩前准备

123.（　）头有“诸阳之会”“神明之府”之称。

【解析】 答案：√。

本题旨在考查考生对头部按摩概论的掌握情况。手足三阳经均汇聚于头部，故称头部为“诸阳之会”“神明之府”。

【鉴定点分布】 相关知识→仰卧位保健按摩→按摩头面部

124.（　）头面部按摩常用滚法。

【解析】 答案：×。

本题旨在考查考生对头面部按摩常用手法的掌握情况。头面部按摩常用手法有揉法、推法、摩法、抹法、点法、梳理法。

【鉴定点分布】 相关知识→仰卧位保健按摩→按摩头面部

125.（　）风池穴在头后项部，枕骨之下，位于胸锁乳突肌与斜方肌上端之间的凹陷处。

【解析】 答案：√。

本题旨在考查考生对头面部按摩常用穴位的掌握情况。风池穴在头后项部，枕骨之下，位于胸锁乳突肌与斜方肌上端之间的凹陷处。

【鉴定点分布】 相关知识→仰卧位保健按摩→按摩头面部

126.（　　）风府穴位于后发际正中直上 1.5 寸，两斜方肌之间凹陷中。

【解析】 答案：×。

本题旨在考查考生对头面部按摩常用穴位的掌握情况。风府穴为督脉穴位，位于后发际正中直上 1 寸，两斜方肌之间凹陷中。

【鉴定点分布】 相关知识→仰卧位保健按摩→按摩头面部

127.（　　）风府穴能散风熄风、通关开窍。

【解析】 答案：√。

本题旨在考查考生对头面部按摩常用穴位的掌握情况。风府穴能散风熄风、通关开窍。常用于头痛、项强、眩晕、咽喉肿痛、中风不语。

【鉴定点分布】 相关知识→仰卧位保健按摩→按摩头面部

128.（　　）点揉攒竹至百会时重点点揉阳白、百会。

【解析】 答案：×。

本题旨在考查考生对头面部按摩的掌握情况。点揉攒竹至百会时重点点揉的穴位为攒竹和百会，各点揉 30 秒。

【鉴定点分布】 相关知识→仰卧位保健按摩→按摩头面部

129.（　　）命门穴常用于月经不调、痛经、失眠、腹胀等。

【解析】 答案：×。

本题旨在考查考生对命门穴应用的掌握情况。命门穴常用于阳痿、遗精、带下、遗尿、月经不调、腰脊强痛等。

【鉴定点分布】 相关知识→仰卧位保健按摩→按摩胸腹部

130.（　　）胸腹部按摩手法没有补泻之分。

【解析】 答案：×。

本题旨在考查考生对腹部按摩常用补泻手法的掌握情况。按摩中常用的补泻手法为：慢为补，快为泻；轻刺激为补，重刺激为泻；顺时针为补，逆时针为泻；顺经为补，逆经为泻等。

【鉴定点分布】 相关知识→仰卧位保健按摩→按摩胸腹部

131.（　　）胸腹部按摩常用叩击类手法。

【解析】 答案：×。

本题旨在考查考生对腹部常用按摩手法的掌握情况。胸腹部按摩常用的手法有推法、揉法、拿法、按法、压法、摩法，擦法、㨰法多用于背腰部按摩中。

【鉴定点分布】 相关知识→仰卧位保健按摩→按摩胸腹部

132.（　　）消积导滞是摩法作用之一。

【解析】 答案：√。

本题旨在考查考生对摩法作用的掌握情况。摩法具有温经散寒、消积导滞的作用，常用于胸腹及胁肋部，治疗胃脘痛、胸胁胀满、消化不良、泄泻、便秘等。

【鉴定点分布】 相关知识→仰卧位保健按摩→按摩胸腹部

133.（　　）气海穴位于前正中线上，脐下 2 寸处。

【解析】 答案：×。

本题旨在考查考生对气海穴定位的掌握情况。气海穴位于腹部，为胸腹部按摩的常用穴位，任脉穴位，居前正中线上，脐下 1.5 寸处。

【鉴定点分布】 相关知识→仰卧位保健按摩→按摩胸腹部

134.（　　）关元穴位于前正中线上，脐下 3 寸处。

【解析】 答案：√。

本题旨在考查考生对关元穴定位的掌握情况。关元穴位于腹部，为胸腹部按摩的常用穴位，任脉穴位，居前正中线上，脐下 3 寸处。

【鉴定点分布】 相关知识→仰卧位保健按摩→按摩胸腹部

135.（　　）上脘穴主治胃痛、腹胀、反胃、呕吐。

【解析】 答案：√。

本题旨在考查考生对上脘穴主治的掌握情况。上脘穴位于腹部，常用于胃痛、腹胀、反胃、呕吐。

【鉴定点分布】 相关知识→仰卧位保健按摩→按摩胸腹部

136.（　　）按摩上肢对于加强心肺功能、预防心脏病有良好的效果。

【解析】 答案：√。

本题旨在考查考生对上肢按摩概论的掌握情况。手太阴肺经及手少阴心经循行经过上肢内侧，按摩上肢对于加强心肺功能、预防心脏病有良好的效果。

【鉴定点分布】 相关知识→仰卧位保健按摩→按摩上肢

137.（　　）上肢为手三阴、手三阳经脉循行部位。

【解析】 答案：√。

本题旨在考查考生对上肢循行经过的经脉的掌握情况。循行经过上肢的经脉有手三阴及手三阳。

【鉴定点分布】 相关知识→仰卧位保健按摩→按摩上肢

138.（　　）上肢部按摩常用手法包括㨰法、扳法。

【解析】 答案：×。

本题旨在考查考生对上肢按摩常用手法的掌握情况。上肢按摩的常用手法有推法、拿法、按法、揉法、压法、点法、搓法、抖法、摇法。㨰法多用于腰背部按摩，保健按摩中不使用扳法。

【鉴定点分布】 相关知识→仰卧位保健按摩→按摩上肢

139.（　　）上肢部按摩常用穴位包括大椎、肩井。

【解析】 答案：×。

本题旨在考查考生对上肢部按摩常用穴位的掌握情况。上肢部按摩的常用穴位有曲池、手三里、内关、合谷、劳宫。大椎、肩井为按摩颈肩部常用穴位。

【鉴定点分布】 相关知识→仰卧位保健按摩→按摩上肢

140.（　　）劳宫的简便取穴法：握拳，食指尖下。

【解析】 答案：×。

本题旨在考查考生对劳宫穴定位的掌握情况。劳宫穴的简便取穴法：握拳，中指尖下。

【鉴定点分布】 相关知识→仰卧位保健按摩→按摩上肢

141.（　　）劳宫穴常用于心痛、呕吐、口疮、口臭、癫狂痫症。

【解析】 答案：√。

本题旨在考查考生对劳宫穴主治的掌握情况。劳宫穴为手厥阴心包经穴位，常用于心痛、呕吐、口疮、口臭、癫狂痫症。

【鉴定点分布】 相关知识→仰卧位保健按摩→按摩上肢

142.（　　）上肢不遂、热病、高血压者不能按压曲池穴。

【解析】 答案：×。

本题旨在考查考生对曲池穴主治的掌握情况。曲池穴常用于手臂痹痛、上肢不遂、热病、高血压、肠胃及五官热症，以及瘾疹、湿疹等皮肤科疾患。故上肢不遂、热病、高血压者可以按压曲池穴。

【鉴定点分布】 相关知识→仰卧位保健按摩→按摩上肢

143.（　　）上肢部按摩的顺序是拿揉上肢三阴三阳→摇肩关节。

【解析】 答案：×。

本题旨在考查考生对上肢部按摩顺序的掌握情况。上肢部按摩的顺序为：拿揉上肢三阴三阳→按揉腕关节→点按曲池、手三里、内关、神门、合谷、劳宫穴→推按手

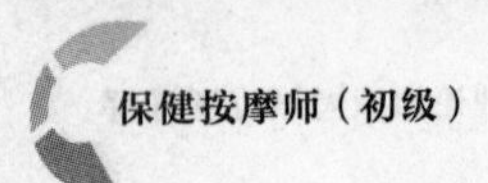

掌并拔伸掌指、指间关节→抖动上肢→摇肩关节。

【鉴定点分布】相关知识→仰卧位保健按摩→按摩上肢

144.（　）三阴交穴常用于肠鸣腹胀、泄泻、月经不调、带下、滞产、遗尿、失眠。

【解析】答案：√。

本题旨在考查考生对三阴交应用的掌握情况。三阴交为脾经穴位，常用于肠鸣腹胀、泄泻、月经不调、带下、滞产、遗尿、失眠。

【鉴定点分布】相关知识→仰卧位保健按摩→按摩下肢前侧、内侧、外侧部

145.（　）下肢部按摩只用揉法、抱揉法、拿法。

【解析】答案：×。

本题旨在考查考生对下肢按摩常用手法的掌握情况。按摩下肢的常用手法有推法、拿法、按法、揉法、压法、点法、搓法等。

【鉴定点分布】相关知识→仰卧位保健按摩→按摩下肢前侧、内侧、外侧部

146.（　）足三里穴在小腿前外侧，当犊鼻穴下2寸，胫骨前嵴外一横指处。

【解析】答案：×。

本题旨在考查考生对下肢按摩常用穴位——足三里穴定位的掌握情况。足三里穴在小腿前外侧，当犊鼻穴下3寸，胫骨前嵴外一横指处。

【鉴定点分布】相关知识→仰卧位保健按摩→按摩下肢前侧、内侧、外侧部

147.（　）血海位于大腿内侧，髌底内侧端上2寸，当股四头肌内侧头的隆起处。

【解析】答案：√。

本题旨在考查考生对按摩下肢部常用穴位——血海穴定位的掌握情况。血海穴为脾经穴位，位于大腿内侧，髌底内侧端上2寸，当股四头肌内侧头的隆起处。

【鉴定点分布】相关知识→仰卧位保健按摩→按摩下肢前侧、内侧、外侧部

148.（　）血海简便取穴法：患者屈膝，医者以左手掌心按于患者右膝髌骨上缘，第二至五指向上伸直，拇指约成45度角斜置，食指尖下是穴。对侧取法仿此。

【解析】答案：×。

本题旨在考查考生对按摩下肢部常用穴位血海穴定位的掌握情况。血海简便取穴法：患者屈膝，医者以左手掌心按于患者右膝髌骨上缘，第二至五指向上伸直，拇指约成45度角斜置，拇指尖下是穴。对侧取法仿此。

【鉴定点分布】相关知识→仰卧位保健按摩→按摩下肢前侧、内侧、外侧部

149.（　）三阴交位于小腿内侧面，内踝尖上3寸，胫骨内侧面后缘处。

【解析】 答案：√。

本题旨在考查考生对按摩下肢部常用穴位三阴交穴定位的掌握情况。三阴交位于小腿内侧面，内踝尖上3寸，胫骨内侧面后缘处。

【鉴定点分布】 相关知识→仰卧位保健按摩→按摩下肢前侧、内侧、外侧部

150.（　）活动踝关节时先顺时针后逆时针，各5～8圈。做完一侧再做另一侧。

【解析】 答案：√。

本题旨在考查考生对活动踝关节的掌握情况。活动踝关节时要求宾客处于放松状态，保健按摩师一只手托住宾客的踝关节上方，另一只手握住其足掌部，使踝关节背曲、背伸及环转摇动，先顺时针后逆时针，各5～8圈。做完一侧再做另一侧。

【鉴定点分布】 相关知识→仰卧位保健按摩→按摩下肢前侧、内侧、外侧部

151.（　）颈肩部为手少阳、足少阳、足太阳及督脉循行所过部位，同时颈项部的大椎穴为手足六阴经交会的部位。

【解析】 答案：×。

本题旨在考查考生对颈肩部经络循行的掌握情况。颈肩部位为手少阳、足少阳、足太阳及督脉循行所过部位，同时颈项部的大杼穴为手足六阳经交会的部位。

【鉴定点分布】 相关知识→俯卧位保健按摩→按摩颈肩部

152.（　）颈肩部按摩常用手法包括拿法、压法、擦法、点按法、叩击法。

【解析】 答案：×。

本题旨在考查考生对颈肩部按摩常用手法的掌握情况。颈肩部按摩的常用手法有推法、拿法、揉法、按法、压法、擦法。

【鉴定点分布】 相关知识→俯卧位保健按摩→按摩颈肩部

153.（　）颈肩部按摩常用穴位包括曲池、风府、肩井、大椎、秉风、天宗穴。

【解析】 答案：×。

本题旨在考查考生对颈肩部按摩常用穴位的掌握情况。颈肩部按摩的常用穴位有肩井、秉风、天宗。

【鉴定点分布】 相关知识→俯卧位保健按摩→按摩颈肩部

154.（　）秉风穴主治肩臂外后侧痛、瘰疬、癫痫。

【解析】 答案：×。

本题旨在考查考生对秉风穴主治的掌握情况。秉风穴主治肩臂疼痛、咳嗽。

【鉴定点分布】 相关知识→俯卧位保健按摩→按摩颈肩部

155.（　）颈肩部按摩的操作顺序是按压肩井、秉风、天宗穴→拿揉肩部→擦

肩部。

【解析】 答案：×。

本题旨在考查考生对颈肩部按摩顺序的掌握情况。颈肩部按摩操作顺序：拿揉颈项部→指压棘突两侧→拿揉肩部→按压肩井、秉风、天宗穴→㨰肩部。

【鉴定点分布】 相关知识→俯卧位保健按摩→按摩颈肩部

156.（　　）背腰部为足太阳和任脉循行所过部位，是人体脏腑腧穴分布所在，各脏腑的气血输注于此。

【解析】 答案：×。

本题旨在考查考生对背腰部按摩相关知识的掌握情况。背腰部为足太阳和督脉循行所过部位，是人体脏腑腧穴分布所在，各脏腑的气血输注于此。按摩背腰部不仅能预防和消除背、腰、下肢部不适及病痛，而且对于改善脏腑功能、调节内分泌有很好的功效。任脉循行于前正中线。

【鉴定点分布】 相关知识→俯卧位保健按摩→按摩背腰部

157.（　　）背腰部按摩常用手法包括揉法、推法、拔伸法、抖法、弹拨法。

【解析】 答案：×。

本题旨在考查考生对背腰部按摩常用手法的掌握情况。背腰部按摩的常用手法有按法、揉法、推法、压法、搓法、拍打法、弹拨法。摇法属于活动关节类手法，不属于背腰部按摩的常用手法。

【鉴定点分布】 相关知识→俯卧位保健按摩→按摩背腰部

158.（　　）背腰部按摩常用穴位是天宗、肩井。

【解析】 答案：×。

本题旨在考查考生对背腰部常用穴位的掌握情况。背腰部按摩的常用穴位有肾俞、命门、腰眼等。肩井、天宗为按摩颈肩部的常用穴位。

【鉴定点分布】 相关知识→俯卧位保健按摩→按摩背腰部

159.（　　）背腰部按摩常用穴位包括肾俞、命门。

【解析】 答案：√。

本题旨在考查考生对背腰部常用穴位的掌握情况。背腰部按摩的常用穴位有肾俞、命门、腰眼等。

【鉴定点分布】 相关知识→俯卧位保健按摩→按摩背腰部

160.（　　）命门穴位于后正中线上，第四腰椎棘突下凹陷处。

【解析】 答案：×。

本题旨在考查考生对命门穴定位的掌握情况。命门穴为督脉穴位，位于后正中线上，第二腰椎棘突下凹陷处。

【鉴定点分布】相关知识→俯卧位保健按摩→按摩背腰部

161.（　　）肾俞穴常用于头晕、耳鸣、耳聋、腰膝酸痛、遗精、阳痿、月经不调等。

【解析】答案：√。

本题旨在考查考生对肾俞穴主治的掌握情况。肾俞穴常用于头晕、耳鸣、耳聋、腰膝酸痛、遗精、阳痿、月经不调等。

【鉴定点分布】相关知识→俯卧位保健按摩→按摩背腰部

162.（　　）背腰部按摩的部分操作步骤是擦脊柱两侧→弹拨足太阳膀胱经→按压足太阳膀胱经。

【解析】答案：×。

本题旨在考查考生对背腰部按摩步骤的掌握情况。背腰部按摩的步骤为：按揉背腰部→弹拨足太阳膀胱经→按压足太阳膀胱经→擦脊柱两侧→拍打背腰部→按揉肾俞穴→搓命门→直推背腰部。

【鉴定点分布】相关知识→俯卧位保健按摩→按摩背腰部

163.（　　）下肢后侧是足太阳经循行所过部位，足太阳经属于膀胱，联络于肾脏。

【解析】答案：√。

本题旨在考查考生对下肢后侧部的掌握情况。下肢后侧部是足太阳膀胱经循行所过部位，足太阳经属于膀胱，联络于肾脏。

【鉴定点分布】相关知识→俯卧位保健按摩→按摩下肢后侧部

164.（　　）承山穴常用于痔疾、便秘、腰腿拘急疼痛等不适。

【解析】答案：√。

本题旨在考查考生对承山穴应用的掌握情况。承山穴常用于痔疾、便秘、腰腿拘急疼痛等。

【鉴定点分布】相关知识→俯卧位保健按摩→按摩下肢后侧部

165.（　　）心反射区位于右足第四趾骨和第五趾骨间。

【解析】答案：×。

本题旨在考查考生对心反射区定位的掌握情况。心反射区位于左足脚掌第四跖骨与第五跖骨间。

【鉴定点分布】相关知识→俯卧位保健按摩→按摩下肢后侧部

166.（　　）下肢后侧部按摩常用手法包括按法、揉法、扳法、踩跷法、搓法、拍打法、叩击法、拔伸法。

【解析】答案：×。

本题旨在考查考生对下肢后侧部按摩常用手法的掌握情况。下肢后侧部按摩常用手法有按法、揉法、压法、拿法、推法、搓法、拍打法、叩击法、拔伸法。

【鉴定点分布】 相关知识→俯卧位保健按摩→按摩下肢后侧部

167.（　　）下肢后侧部按摩常用穴位不包括足部肾反射区。

【解析】 答案：×。

本题旨在考查考生对按摩下肢后侧部常用穴位的掌握情况。按摩下肢后侧部的常用穴位有环跳、委中、承山、承扶、殷门、太溪、昆仑，以及足部的心反射区、肺反射区、脾反射区、肝反射区和肾反射区。

【鉴定点分布】 相关知识→俯卧位保健按摩→按摩下肢后侧部

168.（　　）环跳穴在股外侧部。侧卧屈股，位于股骨大转子高点与骶骨裂孔连线的外 1/3 与内 2/3 交点处。

【解析】 答案：√。

本题旨在考查考生对按摩下肢后侧部常用穴位——环跳穴定位的掌握情况。环跳穴在股外侧部。侧卧屈股，位于股骨大转子高点与骶骨裂孔连线的外 1/3 与内 2/3 交点处。

【鉴定点分布】 相关知识→俯卧位保健按摩→按摩下肢后侧部

169.（　　）昆仑穴位于内踝尖与跟腱之间的凹陷处。

【解析】 答案：×。

本题旨在考查考生对按摩下肢后侧部常用穴位——昆仑穴定位的掌握情况。昆仑穴位于外踝尖与跟腱之间的凹陷处。

【鉴定点分布】 相关知识→俯卧位保健按摩→按摩下肢后侧部

170.（　　）下肢后侧部按摩的部分操作顺序为按压环跳、承扶、殷门、委中、承山穴→按揉常用足部反射区→拔伸趾关节。

【解析】 答案：×。

本题旨在考查考生对下肢后侧部按摩顺序的掌握情况。下肢后侧部按摩顺序为：拿揉臀部及下肢后侧→㨰臀部及下肢后侧→按压环跳、承扶、殷门、委中、承山穴→拿揉昆仑、太溪穴→拍打臀部→抱揉下肢后侧→按揉常用足部反射区→拔伸趾关节。

【鉴定点分布】 相关知识→俯卧位保健按摩→按摩下肢后侧部

171.（　　）承扶位于腓肠肌肌腹下凹陷的顶端。

【解析】 答案：×。

本题旨在考查考生对按摩下肢后侧部常用穴位——承扶穴定位的掌握情况。承扶穴位于大腿后面，臀横纹中点处。

【鉴定点分布】 相关知识→俯卧位保健按摩→按摩下肢后侧部

第三部分

理论知识考试考前冲刺

初级保健按摩师理论知识考试模拟试卷（一）

注意事项

1. 考试时间：90 分钟。
2. 本试卷依据 2006 年颁布的《保健按摩师·国家职业技能标准》命制。
3. 请首先按要求在试卷的标封处填写您的姓名、准考证号和所在单位的名称。
4. 请仔细阅读各种题目的回答要求，在规定的位置填写您的答案。
5. 不要在试卷上乱写乱画，不要在标封区填写无关的内容。

	一	二	总分
得分			

得分	
评分人	

一、单项选择题（第 1 题～第 80 题。选择一个正确的答案，将相应的字母填入题内的括号中。每题 1 分，满分 80 分）

1.（　　）是人们应当遵守的行为原则和标准。

A. 法律　　B. 制度　　C. 规范　　D. 道德

2. 以下选项中属于保健按摩师文明服务的是（　　）。

A. 举止大方　　B. 说话粗鲁　　C. 言而无信　　D. 言语冷漠

3.（　　）的基本要求就是要在实践中努力追求零缺陷。

A. 热爱生活　　B. 精益求精　　C. 文明服务　　D. 爱岗爱业

4. 以下心绞痛的急救方法中操作不正确的是（　　）。

A. 心绞痛发作时，立即让病人卧床休息

B. 让患者服含盐水或清凉饮料

C. 指压或针刺病人心俞、膻中、巨阙、内关、间使等穴位

D. 症状不能很快缓解者，立即就医

5. 人体标准解剖学姿势是：身体起立，两眼平视，上肢下垂，下肢并拢，（　　）。

A. 手掌向后，足尖向前　　B. 手掌向前

C. 足尖向前　　D. 手掌和足尖向前

6. 椎骨、（　　）、肋骨组成躯干骨。

A. 胸骨　　B. 椎骨　　C. 锁骨　　D. 肩胛骨

7. 上肢带骨由（　　）和肩胛骨组成。

A. 肱骨　　B. 肋骨　　C. 锁骨　　D. 胸骨

8. 锁骨由（　　）构成。

A. 锁骨体、内侧端及胸骨端　　B. 锁骨体、外侧端及肩峰端

C. 锁骨体、内侧端及外侧端　　D. 锁骨体、内上端和外下端

9. 肱骨由肱骨上端、（　　）和肱骨下端。

A. 肱骨体　　B. 肱骨外科颈　　C. 肱骨内上髁　　D. 肱骨头

10. 关节的主要结构有（　　）。

A. 关节内软骨、关节面　　B. 关节韧带、关节腔、关节囊

C. 关节面、关节腔、关节囊　　D. 关节盂唇、关节面、关节腔

11. 以下脏腑中主运化、升清功能的是（　　）。

A. 肺　　B. 肾　　C. 脾　　D. 心

12. 主藏精的脏腑是（　　）。

A. 肝　　B. 心　　C. 肾　　D. 肺

13.（　　）具有腐熟食物的生理功能。

A. 胆　　B. 三焦　　C. 胃　　D. 脾

14. 木、火、土、金、水五种物质即（　　）。

A. 五脏　　B. 五声　　C. 五气　　D. 五行

15. 以下不属于五行学说基本内容的是（　　）。

A. 五行相生与相克　　B. 五行制化与胜复

C. 五行相乘与相侮　　D. 五行交感互藏

16. 以下脏腑中具有主持诸气功能的是（　　）。

A. 肺　　B. 小肠　　C. 肝　　D. 三焦

17. 一般呈液态贮藏于脏腑或流动于脏腑之间的是（　　）。

A. 气　　B. 精　　C. 神　　D. 气和精

18.（　　）是不断运动着并具有很强活力的精微物质。

A. 气　　B. 血　　C. 津液　　D. 神

19. 以下对气和血的描述正确的是（　　）。

A. 气能生血　　　　B. 气为血之母

C. 血为气之帅　　　　D. 气属阴，血属阳

20. 内关穴的正确定位是（　）。

A. 仰掌，位于腕横纹上 1 寸，掌长肌腱与桡侧腕屈肌腱之间

B. 仰掌，位于腕横纹上 1 寸，掌长肌腱与尺侧腕屈肌腱之间

C. 仰掌，位于腕横纹上 2 寸，掌长肌腱与桡侧腕屈肌腱之间

D. 仰掌，位于腕横纹上 2 寸，桡侧腕屈肌腱与尺侧腕屈肌腱之间

21. 环跳穴的正确定位是：侧卧屈股，股骨大转子最高点与骶骨裂孔连线上（　）。

A. 外 1/4 与内 3/4 交点处　　　　B. 内 1/4 与外 3/4 交点处

C. 外 1/3 与内 2/3 交点处　　　　D. 内 1/3 与外 2/3 交点处

22. 章门穴的正确定位为：位于侧腹部，（　）。

A. 第十一肋游离端上方　　　　B. 第十一肋游离端下方

C. 第十二肋游离端上方　　　　D. 第十二肋游离端下方

23. 百会穴的正确定位是（　）。

A. 后发际正中直上 7 寸　　　　B. 前发际正中直上 7 寸

C. 后发际正中直上 6 寸　　　　D. 前发际正中直上 6 寸

24. 位于项部，翳风穴与风池穴连线的中点的穴位是（　）穴。

A. 安眠　　B. 定喘　　C. 翳明　　D. 风府

25. 以下穴位中常用于主治失眠、头痛、眩晕的是（　）穴。

A. 丝竹空　　B. 印堂　　C. 安眠　　D. 风池

26. 经络是（　）、联络脏腑肢节、沟通上下内外的通路。

A. 运行水谷精微　　　　B. 运行津液

C. 运行全身气血　　　　D. 联络气血

27. 以下属于百会穴主治的是（　）。

A. 头痛　　B. 肩痛　　C. 四肢不举　　D. 腹泻

28. 保健按摩正规的体系形成于（　）时期。

A. 春秋战国　　B. 隋唐　　C. 宋、金、元　　D. 明清

29. 既能使高血压患者的血压下降，也可使处于休克状态患者的血压上升的操作是（　）。

A. 按揉足三里　　　　B. 点神门穴

C. 内关穴推挤后按揉　　　　D. 按揉心俞穴

30. 整复手法纠正筋出槽、关节错缝的作用，是保健按摩（　）作用的表现。

A. 滑利关节　　　　B. 通经活络

C. 促进气血运行　　D. 提高机体免疫力

31. 在（　　）的情况下，致病因素一般不会使机体发病。

A. 机体有充分的抗病能力　　B. 机体处于疲劳状态

C. 机体具有一些抗病能力　　D. 机体免疫力低下

32. 筋骨损伤一定会累及气血，从而导致（　　），为肿为痛，影响肢体的活动。

A. 脉络空虚，气虚血瘀　　B. 脉络空虚，阴阳俱损

C. 脉络受损，寒凝血瘀　　D. 脉络受损，气滞血瘀

33. 下列关于医疗按摩叙述中正确的是（　　）。

A. 医疗按摩的基础理论是循经取穴，调整营养

B. 医疗按摩的事故性质是刑事责任

C. 医疗按摩的手法要求是均匀、柔和

D. 医疗按摩不可以扳动第三椎

34. 下列手法中属于擦法手法要领的是（　　）。

A. 擦法不需要皮肤产生热量

B. 擦法往返移动时需带动皮下组织和肌肉

C. 手掌紧贴皮肤做直线往返移动

D. 擦法的距离越短越好

35. 拿法刺激（　　），常用于颈、项、肩和四肢等部位。

A. 较柔和　　B. 较弱　　C. 较强　　D. 非常柔和

36. 拿法时，施术者应以（　　）着力。

A. 手掌　　B. 前臂　　C. 指尖　　D. 指面

37. 下列手法中具有渗透力强、作用面小特点的是（　　）。

A. 摆动类　　B. 活动关节类　　C. 摩擦类　　D. 振动类

38. 抖法要求，幅度要（　　），频率要（　　），节律均匀。

A. 大　快　　B. 大　慢　　C. 小　快　　D. 小　慢

39. 振法要领是强力（　　）用力，动作连贯，使震颤（　　）传递到体内。

A. 静止性　断断续续　　B. 静止性　持续不断

C. 运动性　断断续续　　D. 运动性　持续不断

40. 以下手法中特点为强力静止性用力的是（　　）。

A. 振动类　　B. 摆动类　　C. 运动关节类　　D. 叩击类

41. 下列属于拍法的主要作用的是（　　）。

A. 疏肝理气　　B. 温补肾阳　　C. 消除疲劳　　D. 消痞和胃

42. （　　）是叩击类手法中用力较重的一种手法，用力快速而短暂，刚中有柔，速度均匀而有节奏。

A. 叩法　　B. 拍法　　C. 啄法　　D. 击法

43. 常用按摩介质可分为（　　）四种。

A. 水剂、粉剂、脂剂、膏剂　　B. 水剂、脂剂、油剂、膏剂

C. 脂剂、粉剂、油剂、膏剂　　D. 水剂、粉剂、油剂、膏剂

44. 生姜汁属于按摩介质中的（　　）。

A. 水剂　　B. 粉剂　　C. 脂剂　　D. 膏剂

45.《中华人民共和国劳动法》是调整劳动关系的（　　），是制定其他劳动法规的依据。

A. 基本规范　　B. 基本法规　　C. 基本法律　　D. 规章制度

46.《中华人民共和国劳动法》明确规定禁止用人单位招用未满（　　）的未成年人。

A. 十五周岁　　B. 十六周岁　　C. 十七周岁　　D. 十八周岁

47. 行政法规的地位和效力（　　）法律，（　　）地方各级国家权力机关和行政机关制定的法律规范，在全国范围内有效。

A. 低于　高于　　B. 低于　低于

C. 高于　低于　　D. 高于　高于

48. 保密原则是心理服务（　　）的原则。

A. 一般　　B. 最基本

C. 最高　　D. 最基本、最重要

49. 心理服务具备（　　）大基本条件。

A. 一　　B. 两　　C. 三　　D. 四

50. 按摩师从事心理服务的最起码要求是（　　）。

A. 尊重　　B. 倾听　　C. 真诚　　D. 共情

51. 介绍本院的服务项目属于（　　）的职责。

A. 按摩师　　B. 宾客　　C. 接待台　　D. 保洁员

52. 属于心理服务的任务是（　　）。

A. 帮助来访者处理现有问题，改变其不良的情绪和行为

B. 帮助来访者找到合适的工作

C. 和来访者一起发泄对生活的不满

D. 以上均不正确

53. 在行握手礼时，应该与对方保持约（　　）距离。

A. 0.5 米　　B. 1 米　　C. 1.5 米　　D. 2 米

54. 关于双手握手表述正确的是（　　）。

A. 用右手握住对方的右手后，再以左手握住对方右手的手背

B. 用左手握住对方的右手后，再以右手握住对方右手的手背

C. 不适用于亲朋故旧之间

D. 适用于初识者与异性

55. 保健按摩院为宾客提供咨询的目的是（　）。

A. 使宾客了解保健按摩项目　　B. 使宾客了解保健按摩院的规模

C. 向宾客推荐价格高的服务　　D. 向宾客推荐合适的服务

56. 在向宾客介绍项目时，要求用词（　　）、准确，语速缓慢，使宾客容易理解、感到亲切。

A. 简单、专业　　B. 简单、通俗

C. 通俗、详细　　D. 详细、专业

57. 符合壮族人饮食习惯的是（　　）。

A. 喜欢甜食　　B. 喜欢麻辣的食物

C. 喜欢清淡的食物　　D. 喜欢酸辣的食物

58. 回族人口分布素有（　　）之说。

A. “小分散、大集中”　　B. “大分散、无集中”

C. “大分散、小集中”　　D. “小分散、小集中”

59. 对女性保健按摩师要求正确的是（　　）。

A. 可化浓妆　　B. 可化淡妆　　C. 可化晚妆　　D. 可化舞台装

60. 保健按摩服务工作步骤中不包括（　　）。

A. 帮助宾客填好“登记卡”

B. 检查仪器、设备电源是否安全，是否能随时接通，并插好电源

C. 请宾客除去所有佩戴的饰物，更换保健按摩院专用的拖鞋及衣服

D. 站在按摩床前等待宾客进入房间

61. 按摩（　　）时手法要柔和、轻巧，不宜过重。

A. 四肢部　　B. 腹部　　C. 头面部　　D. 肩背部

62. 不属于头面部按摩常用穴位的是（　　）。

A. 印堂　　B. 太阳　　C. 大椎　　D. 攒竹

63. 按摩（　　），可以调整脏腑功能，调节人体气机。

A. 肩部　　B. 胸腹部　　C. 头面部　　D. 颈项部

64. 胸腹部按摩时轻拿腹直肌的顺序是（　　）。

A. 自上而下　　B. 自下而上　　C. 先下后上　　D. 先上后下

65. 属于保健要穴的是（　）。

A. 天枢　　B. 手三里　　C. 曲池　　D. 关元

66. 上肢部按摩常用手法包括（　　）。

A. 拍法、击法　　　　　　　　　　B. 点法、按法

C. 推法、拿法　　　　　　　　　　D. 揉法、拨法

67. 下列对合谷穴的定位描述正确的是（　　）。

A. 侧掌，微握拳，位于手背第一与第二掌骨间，当第一掌骨桡侧的中点处

B. 侧掌，微握拳，位于手背第一与第二掌骨间，当第二掌骨桡侧的中点处

C. 侧掌，微握拳，位于手背第二与第三掌骨间，当第二掌骨桡侧的中点处

D. 侧掌，微握拳，位于手背第二与第三掌骨间，当第三掌骨桡侧的中点处

68. 上肢部按摩的顺序是按揉腕关节→点按曲池、手三里、内关、神门、合谷、劳宫穴→（　　）。

A. 推按手掌并拔伸掌指、指间关节

B. 摇肩关节

C. 拿揉上肢三阴、三阳

D. 抖动上肢

69. 足阳明、足三阴及足少阳经脉循行的部位分别为（　　）。

A. 下肢前侧、内侧、后侧　　　　B. 下肢前侧、后侧、外侧

C. 下肢前侧、内侧、外侧　　　　D. 下肢前侧、后侧、内侧

70. 三阴交穴的定位正确的是（　　）。

A. 位于小腿内侧面，内踝尖上 3 寸，胫骨内侧面前缘处

B. 位于小腿内侧面，内踝尖上 3 寸，胫骨内侧面后缘处

C. 位于小腿内侧面，内踝尖上 2 寸，胫骨内侧面前缘处

D. 位于小腿内侧面，内踝尖上 2 寸，胫骨内侧面后缘处

71. 三阴交属于（　　）的穴位。

A. 脾经　　　　B. 胃经　　　　C. 胆经　　　　D. 大肠经

72. 按摩颈肩部，不仅可以疏通局部经络，还可以疏通（　　）的气血。

A. 六阳经　　　B. 六阴经　　　C. 手三阴经　　D. 任脉

73. 颈肩部常用穴位包括肩井、（　　）、天宗穴。

A. 曲池　　　　B. 委中　　　　C. 合谷　　　　D. 秉风

74. 天宗穴常用于治疗（　　）、肘臂外后侧痛、咳喘、乳痛。

A. 肩胛疼痛　　B. 牙痛　　　　C. 腰背疼痛　　D. 足跟痛

75. 按摩背腰部作用不正确的是（　　）。

A. 预防和消除背、腰不适及病痛　　B. 预防和消除下肢部不适及病痛

C. 预防和消除上肢部不适及病痛　　D. 改善脏腑功能，调节内分泌

76. 背腰部按摩常用穴位包括（　　）。

A. 气海、志室　　　　　　　　　　B. 秉风、天宗

C. 天枢、肾俞　　　　　　　　　　D. 肾俞、命门

77. 背腰部按摩的部分操作步骤是按揉背腰部→（　　）→按压足太阳膀胱经。

A. 点足太阳膀胱经　　　　　　　　B. 弹拨足太阳膀胱经

C. 掌拍背腰部　　　　　　　　　　D. 指推膀胱经

78.（　　）按摩常用手法包括按法、揉法、压法、拿法、推法、搓法、拍打法、叩击法、拔伸法。

A. 下肢后侧部　B. 上肢　　　C. 背腰部　　　D. 肩颈部

79. 下列穴位常用于治疗痔疾的是（　　）。

A. 昆仑、太溪　　　　　　　　　　B. 承山、委中

C. 承山、承扶　　　　　　　　　　D. 环跳、承扶

80. 位于左足脚掌第四趾骨和第五趾骨间的反射区是（　　）。

A. 肝反射区　　B. 肾反射区　　C. 脾反射区　　D. 心反射区

二、判断题（第 81 题～第 100 题。将判断结果填入括号中。正确的填“√”，错误的填“×”。每题 1 分，满分 20 分）

81.（　　）每位保健按摩师都应该树立最崇高的人生观，即为人民服务。

82.（　　）保健按摩师应当热爱本职工作。

83.（　　）保健按摩师必须遵守的岗位职责有依法持职业资格证书、健康证上岗，讲究个人卫生。

84.（　　）文明礼貌是保健按摩行业的基本要求。

85.（　　）肩关节由肩胛骨与肱骨头构成。

86.（　　）肘关节由肱骨下端、桡骨上端构成。

87.（　　）毛细血管是连接最小动脉和最小静脉之间极其微细的血管。

88.（　　）机体一切正常水液的总称为津液。

89.（　　）狭义之精，是指具有繁衍后代作用的生殖之精。

90.（　　）昆仑穴位于外踝高点下凹陷中。

91.（　　）太冲穴的正确定位是足背，第一、二跖骨结合部之前凹陷中。

92.（　　）新中国成立后，“全民健身”已成为人们的自觉行为。

93.（　　）保健按摩属于医疗性质，它的服务对象是患者。

94.（　　）拍法的主要作用之一是舒筋通络。

95.（　　）当人的积极情绪比如愉快、乐观、开朗、满意等总是占优势时，就可以称为心理健康。

96.（　　）握手时，不可以戴手套。

97.（　　）藏族人的“哈达”以白色为主，也有浅灰色和淡粉色。

98.（　　）头面部按摩常用叩击类手法。

99.（　　）活动踝关节时，保健按摩师需要用两只手操作。

100.（　　）三阴交常用于头痛、腰背痛、下肢痿痹、小便不利、丹毒等。

初级保健按摩师理论知识考试模拟试卷（二）

注 意 事 项

1. 考试时间：90 分钟。
2. 本试卷依据 2006 年颁布的《保健按摩师·国家职业技能标准》命制。
3. 请首先按要求在试卷的标封处填写您的姓名、准考证号和所在单位的名称。
4. 请仔细阅读各种题目的回答要求，在规定的位置填写您的答案。
5. 不要在试卷上乱写乱画，不要在标封区填写无关的内容。

	一	二	总分
得分			

得分	
评分人	

一、单项选择题（第 1 题～第 80 题。选择一个正确的答案，将相应的字母填入题内的括号中。每题 1 分，满分 80 分）

1. 关于加强社会主义道德修养的意义说法错误的是（　　）。

   A. 提高劳动者职业道德品质，达到崇高境界的需要

   B. 提高劳动者素质，培养合格人才的需要

   C. 完善社会主义职业道德规范体系，加强精神文明建设的迫切需要

   D. 完善社会主义法律法规体系的需要

2. 精益求精的基本要求叙述正确的是（　　）。

   A. 要做一行，爱一行，钻一行，专一行，才能做好本职工作

   B. 精业就是在工作中做到完美

   C. 精益求精的态度工作，就是要在实践中努力追求完美

   D. 零缺陷就是没有错误

3. 团结协作的基本要求不包括（　　）。

A. 互相尊重、平等互助　　B. 顾全大局、共同前进

C. 通力协作、共同进步　　D. 唯我独尊、居高临下

4. 集体的特性是（　　）。

A. 整体性和有序性　　B. 有序性和同步性

C. 整体性和一致性　　D. 一致性和同步性

5. 发生（　　）后，需要使病人立刻离开高温环境，在凉爽通风的地方休息，并让病人口服含盐水或清凉饮料。

A. 心绞痛　　B. 中暑　　C. 胃痛　　D. 昏迷

6. 人工呼吸的方法不正确的是（　　）。

A. 口对口吹气法　　B. 采用器械辅助呼吸法

C. 俯卧位压背式人工呼吸法　　D. 仰卧压胸人工呼吸法

7. 椎骨、胸骨和肋骨共同构成（　　）。

A. 上肢骨　　B. 胸骨　　C. 椎骨　　D. 躯干骨

8. 人体上肢带骨包括（　　）。

A. 上肢骨和锁骨　　B. 胸骨和肩胛骨

C. 锁骨和肩胛骨　　D. 锁骨和胸骨

9. 胸骨是由（　　）和剑突构成的。

A. 胸骨柄、胸骨体　　B. 胸骨体、软骨

C. 胸骨角、胸骨柄　　D. 胸骨角、胸骨体

10. 人体游离上肢骨包括（　　）和手骨。

A. 肱骨、尺骨、桡骨　　B. 锁骨、尺骨、桡骨

C. 锁骨、肋骨、桡骨　　D. 肋骨、尺骨、桡骨

11. 成年人的颈椎和胸椎分别有（　　）个及（　　）个。

A. 6　12　　B. 7　12　　C. 7　13　　D. 6　13

12. 肱骨由肱骨上端、（　　）构成。

A. 肱骨内外侧髁和肱骨下端　　B. 肱骨体和肱骨内外上髁

C. 肱骨外科颈和肱骨内外侧髁　　D. 肱骨体和肱骨下端

13. 尺骨分为一体两端，上端的钩状突出称鹰嘴，下端称（　　）。

A. 尺骨粗隆　　B. 尺骨头　　C. 尺骨茎突　　D. 冠突

14. 具有生化、承载、受纳等性质或作用的事物和现象，均归属于（　　）。

A. 水　　B. 木　　C. 土　　D. 金

15. 土血脉的脏腑是（　　）。

A. 肺　　B. 肝　　C. 脾　　D. 心

16. 主肌肉、四肢，其华在唇，开窍于口的脏腑是（　　）。

A. 肺　　B. 肝　　C. 脾　　D. 肾

17. 胃的功能也可称为胃气，其特点是（　　）。

A. 以降为顺　　B. 以和为顺　　C. 以通为顺　　D. 以升为顺

18. 具有繁衍生命、濡养、化血、化气和化神功能的是（　　）。

A. 津　　B. 液　　C. 精　　D. 血

19. 气能生（　　）。

A. 脏　　B. 血　　C. 腑　　D. 津

20. 三焦中“焦”具有（　　）的意思。

A. 寒　　B. 气　　C. 水液　　D. 热

21. 体表标志法包括（　　）种定位法。

A. 一　　B. 两　　C. 三　　D. 四

22. 手三阴经在上肢的循行正确的是（　　）。

A. 太阴在前，厥阴在中，少阴在后

B. 厥阴在前，太阴在中，少阴在后

C. 少阴在前，厥阴在中，太阴在后

D. 厥阴在前，少阴在中，太阴在后

23. 肩外俞穴位于（　　）棘突下，旁开 3 寸。

A. 第一颈椎　　B. 第二颈椎　　C. 第一胸椎　　D. 第二胸椎

24. 外关位于前臂背侧，腕背横纹正中上 2 寸，（　　）。

A. 尺骨与尺侧腕屈肌腱之间　　B. 桡骨与桡侧腕屈肌腱之间

C. 尺骨与桡骨之间　　D. 以上说法都是错误的

25. 主治胃痛、腹胀、呕吐的穴位有（　　）。

A. 神庭穴　　B. 太冲穴　　C. 中脘穴　　D. 手三里穴

26. 下列穴位中常用于治疗腹胀、腹痛、泄泻、胁痛、痞块的是（　　）。

A. 云门　　B. 期门　　C. 京门　　D. 章门

27. 经络具有的功能中说法错误的是（　　）。

A. 通调水道、传化精微　　B. 抵御外邪、保卫机体

C. 运行气血、营养周身　　D. 沟通上下、联系内外

28. 运行全身气血，联络脏腑肢节，沟通上下内外的通路是（　　）。

A. 三焦　　B. 孙络　　C. 经脉　　D. 经络

29. 隋唐时期是按摩发展的（　　）阶段。

A. 萌芽　　B. 初期　　C. 鼎盛　　D. 衰落

30. 下列叙述中错误的是（　　）。

A. 新中国成立后，全国和一些省市相继成立了按摩科研机构，对按摩医学的发掘、继承、提高起到了积极作用

B. 我国按摩学的新进展越来越受到世界医学界的重视，对世界医学科学做出了一定贡献

C. 20 世纪 80 年代以来，“预防为主”“全民健身”已成为人们的普遍共识和自觉行为

D. 保健按摩已经逐渐取代医疗按摩

31. 保健按摩具有（　）的作用。

A. 调和气血　　B. 促进气血运行

C. 疏通经络　　D. 以上说法都正确

32. 按摩业重新振兴与再度沉沦的重要时期是（　）。

A. 隋唐时期　B. 宋金元时期　C. 明代　D. 清代

33. 具有诊断和治疗权的是（　）。

A. 所有的保健按摩师　　B. 经验丰富的保健按摩师

C. 参加过医师资格考试者　　D. 获得医师资格证者

34.（　）可以促进精神振奋，克服机体失调，进而防止运动伤病的发生。

A. 运动按摩　B. 保健按摩　C. 美容按摩　D. 减肥按摩

35. 擦法是手紧贴皮肤（　），使皮肤产生热量的手法。

A. 做直线移动　　B. 做直线往返移动

C. 做弧形移动　　D. 做弧形来回移动

36. 用指或者掌在体表做（　）摩擦移动称为摩法。

A. 环形　B. 直线　C. 弧形　D. 上下左右的直线

37. 拇指与其余四指相对用力拿住肌肤，并交替提拿的手法称为（　）。

A. 捏法　B. 拿法　C. 按法　D. 揉法

38. 以指掌吸定在施术部位，做轻柔缓和的环旋运动，带动皮下组织的手法是（　）。

A. 摩法　B. 揉法　C. 搓法　D. 一指禅推法

39.（　）手法多作为辅助性或结束性手法。

A. 挤压类　B. 摆动类　C. 摩擦类　D. 振动类

40. 叩击类手法主要包括（　）。

A. 叩法、搓法、击法、啄法　　B. 拍法、叩法、击法、啄法

C. 击法、叩法、抖法、啄法　　D. 啄法、叩法、击法、抹法

41. 用对抗力对关节、肢体牵拉，使关节伸展称（　）。

A. 屈伸法　B. 拔伸法　C. 摇法　D. 活动关节法

42. 属于摇法的主要作用之一的是（　　）。

A. 松解粘连　　B. 通筋活络　　C. 祛风散寒　　D. 消肿排脓

43. 红花油的主要作用是（　　）。

A. 提高刺激强度　　B. 祛风湿邪气

C. 润滑皮肤　　D. 提高对跌打损伤的疗效

44. 按摩时使用（　　）有滑润皮肤和吸汗的作用。

A. 滑石粉　　B. 薄荷水　　C. 红花油　　D. 精油

45.（　　）是由全国人民代表大会及其常务委员会制定的规范性文件。

A. 法律　　B. 规则　　C. 制度　　D. 规律

46.《公共场所卫生管理条例》于（　　）4 月 1 日由国务院颁布。

A. 1985 年　　B. 1986 年　　C. 1987 年　　D. 1988 年

47. 下列选项中属于心理服务中最基本、最重要的原则的是（　　）。

A. 理解　　B. 保密　　C. 疏导　　D. 倾听

48.（　　）是每个心理服务工作者的基本功。

A. 尊重　　B. 理解　　C. 疏导　　D. 倾听

49. 握手时应（　　）。

A. 双腿立正，上身略向前倾　　B. 双腿立正，上身略向后倾

C. 双腿微弯曲，上身略向前倾　　D. 双腿微弯曲，上身略向后倾

50. 关于握手说法正确的是（　　）。

A. 握手时可以用任意手与他人握手

B. 握手时不要用左手与他人握手

C. 握手时虚双腿正立，上身略向后倾

D. 第一次见面用双手握手

51.（　　）又叫颔首礼。

A. 点头礼　　B. 握手礼　　C. 弯腰礼　　D. 问候礼

52. 保健按摩师上岗前的个人卫生准备不包括（　　）。

A. 洗脸　　B. 穿好工作服

C. 洗手　　D. 填好“宾客卡”

53. 介绍项目时，内容尽量（　　），抓住重点，突出保健按摩的特点。

A. 简单、明了　　B. 详细、专业

C. 仔细、专业　　D. 详细、明了

54. 向宾客介绍或推荐项目要（　　），不要强行向宾客推荐项目或产品。

A. 越多越好　　B. 依据客户喜好

C. 注意技巧，用词要适当　　D. 详细专业

55. 回族人的禁忌不包括（　　）。

A. 食猪肉、狗肉、马肉、骡肉　　B. 食动物的血和自死的动物

C. 食牛肉、羊肉、鸡肉　　D. 别人在自己家中吸烟、喝酒

56. 火把节是彝族人民喜爱的一个传统节日，一般在农历（　　）前后举行。

A. 6 月 21 日　　B. 6 月 22 日

C. 6 月 23 日　　D. 6 月 24 日

57. 彝族的代表性服饰是一种用（　　）织成的、形似围裙的“查尔瓦”（即披毡）。

A. 黑色羊毛　　B. 黑色猪毛　　C. 白色羊毛　　D. 白色猪毛

58. 保持环境卫生包括（　　）。

A. 保持室内外卫生，每天上班或按摩前应对其环境、用具和个人卫生进行清理

B. 除保持室内外卫生和设备用品用具的整洁外，还要对个人卫生进行清理

C. 保持室内外卫生，每天上班或按摩前应对其环境、用具和个人卫生进行清理

D. 保持室内外卫生和设备用品用具的整洁

59. 以下关于女性保健按摩师的要求说法正确的是（　　）。

A. 不可以化妆　　B. 可以化淡妆　　C. 可以化浓妆　　D. 可以化晚妆

60. 头面部按摩常用穴位包括（　　）。

A. 风池、曲池　　B. 百会、攒竹

C. 睛明、委中　　D. 风府、肺俞

61. 颊车穴可以治疗（　　）。

A. 面部痉挛　　B. 上肢疼痛　　C. 胃痛　　D. 下肢酸胀

62. 印堂至太阳穴多采用（　　）。

A. 推法　　B. 抹法　　C. 擦法　　D. 搓法

63. 胸腹部按摩常用（　　）。

A. 推法　　B. 抹法　　C. 揉法　　D. 搓法

64. （　　）的作用有理气和中、消积导滞、散瘀消肿。

A. 擦法　　B. 摩法　　C. 摇法　　D. 搓法

65. 上肢部按摩常用穴位包括（　　）。

A. 合谷、承扶　　B. 风池、委中

C. 曲池、承山　　D. 曲池、手三里

66. （　　）位于肘横纹外侧端与肱骨外上髁连线中点。

A. 曲池穴　　B. 风池穴　　C. 尺泽穴　　D. 曲泽穴

67. 上肢部按摩的顺序是按揉腕关节→（　　）→推按手掌并拔伸掌指、指间关节。

A. 点按曲池、手三里、内关、神门、合谷、劳宫穴

B. 抖动上肢

C. 摇肩关节

D. 拿揉上肢三阴三阳

68. （　　）常用于治疗胃痛、呕吐、腹胀、腹泻、下肢痿痹、虚劳诸症，为强壮保健要穴。

A. 风府穴　　B. 手三里穴　　C. 气海穴　　D. 足三里穴

69. （　　）按摩常用手法包括按法、揉法、抱揉法、拿法、推法、拍法、打法、压法等。

A. 头面部　　B. 背部　　C. 胸腹部　　D. 下肢部

70. 活动踝关节正确的是（　　）。

A. 只能逆时针环转快频率摇动

B. 只能顺时针环转摇动

C. 应使踝关节背曲、背伸及环转摇动，先顺时针后逆时针

D. 应大幅度环转摇动

71. （　　）按摩常用手包括推法、拿法、揉法、按法、压法、㨰法。

A. 头面部　　B. 颈肩部　　C. 胸腹部　　D. 上肢部

72. （　　）主要用于治疗肩痛不可举、肩胛疼痛、项强等。

A. 承扶穴　　B. 足三里穴　　C. 秉风穴　　D. 风池穴

73. 颈肩部按摩操作顺序是拿揉颈项部→（　　）→拿揉肩部。

A. 掌推棘突两侧　　B. 指压棘突两侧

C. 点风池穴、风府穴　　D. 指压风池穴、风府穴

74. （　　）在背腰部，位于第二腰椎棘突下，旁开 1.5 寸。

A. 脾俞穴　　B. 肾俞穴　　C. 膀胱俞　　D. 气海俞

75. （　　）按摩常用手法包括按法、揉法、推法、压法、搓法、拍打法、弹拨法。

A. 头面部　　B. 胸腹部　　C. 背腰部　　D. 颈肩部

76. 肾俞穴的应用最准确的是（　　）。

A. 常用于治疗腰膝酸痛、遗精、阳痿

B. 常用于治疗头晕、耳鸣、耳聋

C. 常用于治疗月经不调

D. 以上都是

77.（　　）按摩不仅可以疏通经络，改善局部血液循环，消除疲劳，对调整泌尿系统也具有重要作用。

A. 头面部　　B. 颈肩部　　C. 下肢后侧部　　D. 上肢部

78. 下肢后侧部按摩常用穴位有（　　）。

A. 环跳、委中、太溪、昆仑穴　　B. 环跳、委中、太阳、昆仑穴

C. 委中、关元、照海、昆仑穴　　D. 尺泽、关元、照海、昆仑穴

79.（　　）位于大腿后面，臀横纹中点。

A. 承扶穴　　B. 承山穴　　C. 委阳穴　　D. 昆仑穴

80. 在拿揉臀部及下肢后侧时应自上而下拿揉（　　）。

A. 3～5 分钟　　B. 8～10 分钟

C. 15 分钟左右　　D. 30 分钟以上

二、判断题（第 81 题～第 100 题。将判断结果填入括号中。正确的填“√”，错误的填“×”。每题 1 分，满分 20 分）

81.（　　）职业道德就是同人们的职业活动紧密联系的、具有自身职业特征的道德活动现象、道德意识现象和道德规范现象。

82.（　　）中暑发生后，要在中暑者头部热敷。

83.（　　）足骨由跗骨、跖骨组成。

84.（　　）关节面、关节腔、关节囊是关节的主要结构。

85.（　　）血管分为动脉和静脉。

86.（　　）津液具有濡养和化神两方面的功能。

87.（　　）气主煦之，血主濡之。

88.（　　）膻中穴位于两乳头之间，胸骨中线上，平第四肋间隙。

89.（　　）气海穴的主治作用是中风脱症、腹痛肠鸣、脱肛、泄泻。

90.（　　）经络是构成人体的基本物质，将人体各部分联系成一个统一的、协调而稳定的有机整体。

91.（　　）水谷是生成气血的重要物质基础。

92.（　　）运动按摩可以提高运动成绩，从而引起国内外体育界和有关学者的高度重视。

93.（　　）以掌、指或肘贴附在体表做直线或环形移动称摩擦类手法。

94.（　　）指摩法是以食指、中指、无名指面做环旋移动的手法。

95.（　　）我国目前法定管理的公共场所有生活服务类、娱乐休闲设施类和公共交通设施类。

96.（　　）保健按摩师的服务对象是患者。

97.（　　）心理服务的目的是帮助来访者解除内心矛盾冲突所带来的情绪和行为困扰。

98.（　　）接待等候的宾客是接待台的职责。

99.（　　）保健按摩师在摩腹时以掌心置于宾客脐部，以脐为中心，先逆时针后顺时针。

100.（　　）所有膝关节疾病都不能做下肢按摩。

初级保健按摩师理论知识考试模拟试卷（三）

注 意 事 项

1. 考试时间：90 分钟。
2. 本试卷依据 2006 年颁布的《保健按摩师・国家职业技能标准》命制。
3. 请首先按要求在试卷的标封处填写您的姓名、准考证号和所在单位的名称。
4. 请仔细阅读各种题目的回答要求，在规定的位置填写您的答案。
5. 不要在试卷上乱写乱画，不要在标封区填写无关的内容。

	一	二	总分
得分			

得分	
评分人	

一、单项选择题（第 1 题～第 80 题。选择一个正确的答案，将相应的字母填入题内的括号中。每题 1 分，满分 80 分）

1.（　　）是每位保健按摩师都应该树立的最崇高的人生观。

A. 享乐主义　　B. 拜金主义

C. 为社会主义发展而努力　　D. 为人类健康事业服务

2. 保健按摩师要（　　）。

A. 遵守生产制度　　B. 合法就业

C. 遵守生产程序　　D. 遵守加工规程

3.（　　）、平等互助是团结协作的基本要求。

A. 互相尊重　　B. 互相理解　　C. 互相关心　　D. 知己知彼

4.（　　）是以一定社会关系为纽带的个人联合体。

A. 个人　　B. 单位　　C. 集体　　D. 团体

5. 保健按摩服务程序通常包括（　　）大部分。

A. 三　B. 四　C. 五　D. 六

6.（　　）的目的是达到无害化，即只要求将致病微生物的数量减少到无害的程度。

A. 杀菌　B. 灭菌　C. 清洁　D. 消毒

7.（　　）由内侧端、锁骨体和外侧端构成。

A. 胸骨　B. 剑突　C. 锁骨　D. 肱骨

8. 尺骨的构造可分为一体两端，以下说法正确的是（　　）。

A. 上端粗大的钩状突出称鹰嘴　B. 上端细小为尺骨小头

C. 上端细小为尺骨鹰嘴　D. 下端粗大称尺骨鹰嘴

9. 肩关节由肱骨头与（　　）构成。

A. 肩胛骨的肩峰端　B. 肩胛骨

C. 肩胛骨的喙突　D. 肩胛骨的关节盂

10. 大腿前群主要是（　　），后群主要是股二头肌和半腱肌。

A. 股直肌　B. 股四头肌　C. 股外侧肌　D. 股中间肌

11. 肩关节由肩胛骨的关节盂与（　　）构成。

A. 锁骨外侧端　B. 肱骨头　C. 肱骨内上髁　D. 肩胛骨

12.（　　）分为一体两端，上端细小称桡骨头，下端外侧面有向下突起的茎突。

A. 桡骨　B. 尺骨　C. 肱骨　D. 桡骨和尺骨

13. 肱骨下端与尺桡骨上端构成（　　）。

A. 肩关节　B. 腕关节　C. 踝关节　D. 肘关节

14. 位于项背部浅层的肌肉是（　　）。

A. 腹直肌　B. 胸锁乳突肌　C. 斜方肌　D. 竖脊肌

15. 中医理论体系的主要特点是（　　）。

A. 辨证论治　B. 整体观念和辨病论治

C. 整体观念　D. 辨证论治和整体观念

16. 五脏包括心、肝、肺、脾、肾，还有（　　），实际是六脏。

A. 女子胞　B. 胆　C. 心包络　D. 脑

17. 维持人体生命活动的最基本物质是（　　）。

A. 津液　B. 神　C. 气　D. 精

18. 津液是机体一切（　　）的总称。

A. 正常水液　B. 正常津液　C. 水液　D. 津液

19. 凡经胃腐熟的食物由（　　）盛受下来，加以消化。

A. 大肠　B. 小肠　C. 胆　D. 脾

20. （　　）开窍于鼻，能通过鼻窍与外界直接沟通。

A. 肺　　B. 脾　　C. 肾　　D. 上焦

21. （　　）的输布主要是依靠脾、肺、肾、肝和三焦等脏腑生理功能的协调配合来完成的。

A. 水液　　B. 气血　　C. 胆汁　　D. 津液

22. 人体经脉系统主要为十四经脉，即手三阴经、手三阳经、足三阴经、足三阳经等十二经脉，再加上（　　）。

A. 任脉、督脉　　B. 任脉、冲脉

C. 冲脉、带脉　　D. 带脉、督脉

23. 主治作用有小腹痛、崩漏、遗尿、遗精、月经不调的穴位是（　　）。

A. 小海穴　　B. 气海穴　　C. 少海穴　　D. 血海穴

24. 太阳穴的主治作用是（　　）。

A. 咳嗽、心痛　　B. 失眠、气喘

C. 肩酸、头痛　　D. 头痛、眼病

25. 命门穴位于（　　），后正中线上取穴。

A. 第一腰椎棘突下　　B. 第二腰椎棘突下

C. 第三腰椎棘突下　　D. 第四腰椎棘突下

26. 侧卧屈股，股骨大转子最高点与骶骨裂孔连线上，外 1/3 与中 1/3 交点处取（　　）。

A. 环跳穴　　B. 带脉穴　　C. 承扶穴　　D. 志室穴

27. 前胸平第一肋间隙，距胸正中线旁开 6 寸的穴位是（　　）。

A. 中府穴　　B. 带脉穴　　C. 承扶穴　　D. 志室穴

28. 屈膝，于髌骨内上缘上方（　　），股四头肌内侧头隆起处取血海穴。

A. 0.5 寸　　B. 1.5 寸　　C. 2 寸　　D. 2.5 寸

29. 推拿手法作用于体表时能起到（　　）的作用。

A. 平衡阴阳　　B. 增强正气

C. 激发和调整经气　　D. 醒脑提神

30. 保健按摩是通过（　　），使机体处于最佳功能状态。

A. 调和气血　　B. 调节经络

C. 调整脏腑功能　　D. 疏通经络

31. 按摩（　　）能使处于休克状态的患者血压上升。

A. 内关穴　　B. 手三里穴　　C. 大陵穴　　D. 神门穴

32. 对保健按摩增强人体的抗病能力的作用原理，下列叙述不正确的是（　　）。

A. 疏通经络，调和气血，有利于正气发挥其固有的作用

B. 刺激经络，直接激发、增强机体的抗病能力

C. 促进气血运行，改善局部营养，加速新陈代谢

D. 调整脏腑功能，使机体处于最佳的功能状态

33. 具有促进血液淋巴循环、防止运动疾病发生作用的是（　　）。

A. 保健按摩　　B. 医疗按摩　　C. 运动按摩　　D. 康复按摩

34. （　　）的要领是垂直向下用力，稳而持续，忌用暴力。

A. 点法　　B. 按法　　C. 击法　　D. 拍法

35. 以指、掌或腕关节做协调的连续摆动动作，称为（　　）。

A. 运动关节类手法　　B. 叩击类手法

C. 振动类手法　　D. 摆动类手法

36. （　　）是指、掌吸定在施术部位，做轻柔缓和的环旋运动，带动皮下组织的方法。

A. 揉法　　B. 摩法　　C. 擦法　　D. 搓法

37. （　　）是着力于体表，下压一定深度，再做与肌纤维垂直方向的拨动。

A. 揉法　　B. 拨法　　C. 擦法　　D. 搓法

38. （　　）的作用是滑利关节、松解粘连。

A. 揉法　　B. 拨法　　C. 擦法　　D. 摇法

39. 拔伸法是用（　　）对关节进行牵拉，使关节伸展。

A. 轻微力量　　B. 较大的力量　　C. 猛力　　D. 对抗的力量

40. 使关节做（　　）屈伸活动的方法称屈伸法。

A. 主动　　B. 被动　　C. 自主　　D. 自动

41. 用食指、中指、无名指、小指四指的近侧指间关节突起部分着力，附着于体表一定部位，做小幅度的来回滚动是（　　）。

A. 侧掌滚法　　B. 握拳滚法　　C. 小鱼际滚法　　D. 指压法

42. 治疗跌打损伤时选用（　　）作为介质以提高疗效。

A. 红花油　　B. 生姜汁

C. 肉桂油　　D. 浓度为 75%的酒精

43. 皮肤干燥时按摩使用（　　）可起到滑润作用。

A. 清水　　B. 油膏　　C. 红花油　　D. 薄荷水

44. 我国目前法定管理的公共场所可分为（　　）。

A. 休闲娱乐类、公共福利设施类、保健按摩类、文化体育设施类

B. 生活服务类、公共福利设施类、公共交通设施类、保健按摩类

C. 生活服务类、公共福利设施类、公共交通设施类、文化体育设施类

D. 休闲娱乐类、公共福利设施类、文化体育设施类、保健按摩类

45. 劳动者的义务说法错误的是（　　）。

A. 遵守劳动纪律和职业道德

B. 执行劳动安全卫生规程

C. 劳动者应该完成劳动任务，提高职业技能

D. 劳动者应该得到与劳动量相应的报酬

46. 下列属于行政法规法律规范的是（　　）。

A.《保健按摩师国家职业标准》

B.《中华人民共和国劳动法》

C.《中华人民共和国未成年人保护法》

D.《公共场所卫生管理条例》

47. 心理服务对象包括（　　）。

A. 浅灰色区群体、深灰色区群体、纯黑色区群体、精神病康复期的患者

B. 纯白色区群体、浅灰色区群体、深灰色区群体、精神病康复期的患者

C. 浅灰色区群体、深灰色区群体、精神病康复期的患者

D. 纯白色区群体、浅灰色区群体、深灰色区群体、纯黑色区群体

48. 下列关于握手的标准方式正确的是（　　）。

A. 行至距握手对象约 1 米处，双腿立正，上身略向前倾，伸出右手，四指并拢，拇指张开与对方相握

B. 行至距握手对象约 1 米处，上身略向前倾，握手时男士先主动伸手

C. 行至距握手对象约 1 米处，双腿立正，上身略向前倾，握手时应用力，表示热情

D. 握手时应走近对方，然后伸手

49. 共情包含两方面的内容，即（　　）。

A. 平等对待、客观分析　　B. 认真倾听、充分理解

C. 认真倾听、客观分析　　D. 充分理解、准确传达

50. 接待台的职责包括（　　）。

A. 引导宾客将随身携带的衣物放置指定地点

B. 向宾客介绍保健品

C. 向宾客介绍公司概况

D. 带领宾客去其他营业网点

51. 关于递名片时表述错误的是（　　）。

A. 以双手递交名片

B. 正面朝上交给对方

C. 将名片举得高于胸部

D. 将名片递给他人时，口头应有所表示

52. 在握手时应注意的是（　　）。

A. 不要争先恐后，而应依次进行

B. 不要在握手时面无表情，不置一词

C. 不要在握手时将另一只手插在衣袋里

D. 以上都是

53. 关于握手的手位，常见的有（　　）种。

A. 一　　B. 两　　C. 三　　D. 四

54. 礼貌用语“谢谢”常用的场合不包括（　　）。

A. 得到他人帮助时　　B. 获得他人理解时

C. 被误解而受到委屈时　　D. 接受服务时

55. 维吾尔族许多食物均用（　　），没有用筷子的习惯。

A. 叉子食用　　B. 刀叉食用　　C. 手抓着食用　　D. 以上都错

56.（　　）人信奉藏传佛教，又称喇嘛教。

A. 藏族　　B. 壮族　　C. 彝族　　D. 苗族

57. 以下城市中具有赌博合法法令的是（　　）。

A. 香港　　B. 澳门　　C. 上海　　广州

58. 回族人一般信奉（　　）。

A. 佛教　　B. 基督教　　C. 天主教　　D. 伊斯兰教

59. 按摩时必须用到的用品用具有（　　）。

A. 按摩床、枕头、床单、凳子、按摩膏、按摩巾

B. 按摩床、枕头、床单、凳子、按摩膏、按摩巾、按摩保健品

C. 按摩床、枕头、床单、凳子、按摩保健品

D. 按摩师、按摩膏、按摩巾

60. 保健按摩师上岗前的个人卫生准备包括（　　）。

A. 穿好工作服　　B. 梳理头发　　C. 化淡妆　　D. 以上都是

61. 头面部按摩的作用不包括（　　）。

A. 安神醒脑，放松精神

B. 健脾和胃，疏肝理气

C. 缓解疲劳，改善睡眠

D. 预防神经衰弱、神经性头痛等疾病

62. 头面部按摩常用的手法有（　　）。

A. 揉法、推法、按法、拍法

B. 摩法、抹法、点法、击法、梳理法

C. 点法、梳理法、摩法、按法

D. 揉法、推法、摩法、抹法、点法、梳理法

63. 睛明穴的正确定位为（　　）。

A. 目内眦角稍上方凹陷处　　B. 目内眦角稍下方凹陷处

C. 目外眦角稍上方凹陷处　　D. 目外眦角稍下方凹陷处

64. 下列手法中属于补法的是（　　）。

A. 逆时针操作的手法　　B. 逆经脉循行的手法

C. 轻刺激的手法　　D. 重刺激的手法

65. 胸腹部按摩应特别注意的事项为（　　）。

A. 询问宾客力度是否合适

B. 询问宾客是否有便秘

C. 为宾客盖好衣被，防止受凉

D. 对女性宾客采用推法时应避开胸部等敏感部位

66. 按法的用力要求为（　　），稳而持续。

A. 由轻到重再到轻　　B. 由重到轻再到重

C. 由轻到重再加重　　D. 由重到轻再减轻

67. 上肢部按摩时的注意事项有（　　）。

A. 摇肩时幅度不宜过大

B. 按摩时手法力度要适宜

C. 上肢有大面积的破损时不宜做按摩

D. 以上都是

68. 上肢部按摩的常用手法包括（　　）。

A. 拿法、按法、抖法、扳法、压法

B. 点法、搓法、抖法、摇法、擦法

C. 推法、拿法、按法、揉法、压法

D. 抖法、摇法、擦法、扳法、点法

69. 手三里穴主治说法正确的是（　　）。

A. 经闭、痛经妇科病症　　B. 偏头痛、齿痛、手腕痛

C. 手臂疼痛麻木、腹痛、腹泻　　D. 瘾疹、湿疹等皮肤外科疾患

70. 三阴交穴的作用说法错误的是（　　）。

A. 安胎、保胎　　B. 肠鸣、腹胀、泄泻

C. 月经不调、带下　　D. 滞产、遗尿、失眠

71. 下肢后侧部按摩的常用手法不包括（　　）。

A. 抱揉法　　B. 拍法　　C. 扳法　　D. 击法

72. 活动踝关节正确的方法是（　　）。

A. 应使踝关节背曲，大幅度环转摇动

B. 应使踝关节背曲，只能顺时针环转摇动

C. 应使踝关节背曲，只能逆时针环转，快频率摇动

D. 应使踝关节背曲、背伸及环转摇动，先顺时针后逆时针

73. 下列经脉中循行过颈肩部的有（　　）。

A. 手少阳经、足少阳经、足太阳经

B. 手少阴经、手少阳经、足太阳经

C. 手太阳经、足太阳经、足少阴经

D. 手少阴经、手太阳经、足太阳经

74. 下列关于颈肩部按摩常用手法正确的是（　　）。

A. 推法、拿法、点法、摩法、压法、按法

B. 抖法、拿法、滚法、按法、压法、摇法

C. 搓法、摇法、拿法、按法、滚法、抖法

D. 推法、拿法、揉法、按法、压法、滚法

75. 背腰部按摩常用手法不包括（　　）。

A. 弹拨法　　B. 揉法　　C. 拍打法　　D. 捻法

76. 背腰部按摩常用穴位包括（　　）。

A. 肺俞、志室　　B. 关元、志室

C. 气海、肾俞　　D. 肾俞、命门

77. 下列说法正确的是（　　）。

A. 老年人年老体虚，不能做按摩

B. 按摩胸腹部时力度宜重

C. 保健按摩不适合过度疲劳的宾客

D. 揉是下肢保健按摩的常用手法

78. 下列手法中不属于下肢后侧部按摩常用手法的是（　　）。

A. 揉法　　B. 拿法　　C. 扳法　　D. 拔伸法

79. 足底肝脏反射区的准确定位是（　　）。

A. 位于左足底第三趾骨与第四趾骨间，在肺反射区下方

B. 位于右足底第四趾骨与第五趾骨间，在肺反射区下方

C. 位于左足底第四趾骨与第五趾骨间，在肺反射区下方

D. 位于右足底第三趾骨与第四趾骨间，在肺反射区下方

80. 下列关于心反射区的定位叙述正确的是（　　）。

A. 位于左足脚掌第三跖骨与第四跖骨间

B. 位于左足脚掌第四跖骨与第五跖骨间

C. 位于右足脚掌第四跖骨与第五跖骨间

D. 位于右足脚掌第三跖骨与第四跖骨间

二、判断题（第 81 题～第 100 题。将判断结果填入括号中。正确的填"√"，错误的填"×"。每题 1 分，满分 20 分）

81.（　）加强社会主义职业道德修养，是完善社会主义职业道德规范体系、加强精神文明建设的唯一途径。

82.（　）热情的服务态度是保健按摩行业的基本要求。

83.（　）胸骨由胸骨体、胸骨柄和剑突构成。

84.（　）活体内每个骨块都是由骨松质、骨密质和骨髓构成的。

85.（　）胃把消化后的食物下输到大肠。

86.（　）肝其华在指甲，开窍于目。

87.（　）五脏化生，贮藏精气，脏者归阴；六腑受盛和传化水谷，腑者归阳。

88.（　）昆仑穴的主治作用是头痛、项强、腰痛。

89.（　）犊鼻穴下 1 寸，胫骨前嵴外侧一横指取足三里穴。

90.（　）人体经脉系统主要为十四经脉，即手三阴经、手三阳经、足三阴经、足三阳经共十二经脉，再加上冲脉、任脉。

91.（　）隋朝巢元方在《诸病源候论》中提出了老年养生保健按摩的作用及具体方法，给后世以极大的启发。

92.（　）滑利关节的原理是整复手法促进局部气血运行，消肿祛瘀，改善局部营养，促进新陈代谢。

93.（　）人体的一切组织都需要气血的供养和脏腑的调节，才能发挥它的功能。

94.（　）我国现有按摩手法 205 种，按摩范围为伤科、儿科疾病。

95.（　）击法是腕关节利用屈伸的力量进行击打。

96.（　）振法要领是静止性用力，幅度小，频率较快。

97.（　）使关节被动伸直活动的方法称屈伸法。

98.（　）活动踝关节时先顺时针后逆时针，各 5～8 圈，做完一侧再做另一侧。

99.（　）颈肩部按摩常用穴位包括肩髎、风府、肩井、尺泽、秉风、天宗穴。

100.（　）背腰部按摩常用手法包括按法、揉法、推法、压法、搓法、扳法、弹拨法。

初级保健按摩师理论知识考试模拟试卷参考答案（一）

一、单项选择题

1. D	2. A	3. B	4. B	5. D	6. A	7. C	8. C
9. A	10. C	11. C	12. C	13. C	14. D	15. D	16. D
17. B	18. A	19. A	20. C	21. C	22. B	23. A	24. A
25. C	26. C	27. A	28. B	29. C	30. A	31. A	32. D
33. A	34. C	35. C	36. D	37. A	38. C	39. B	40. A
41. C	42. D	43. D	44. A	45. C	46. B	47. A	48. D
49. C	50. A	51. C	52. A	53. B	54. A	55. A	56. B
57. D	58. C	59. B	60. D	61. C	62. C	63. B	64. A
65. D	66. C	67. B	68. A	69. C	70. B	71. A	72. A
73. D	74. A	75. C	76. D	77. B	78. A	79. C	80. D

二、判断题

81. ×	82. √	83. √	84. ×	85. ×	86. ×	87. √	88. √
89. √	90. ×	91. √	92. ×	93. ×	94. √	95. ×	96. √
97. ×	98. ×	99. √	100. ×				

初级保健按摩师理论知识考试模拟试卷参考答案（二）

一、单项选择题

1. D	2. C	3. D	4. A	5. C	6. B	7. D	8. C
9. A	10. A	11. B	12. D	13. B	14. C	15. D	16. C
17. A	18. C	19. B	20. D	21. B	22. A	23. C	24. C
25. C	26. D	27. A	28. D	29. C	30. D	31. D	32. C
33. D	34. A	35. B	36. A	37. B	38. B	39. D	40. C
41. B	42. A	43. D	44. A	45. A	46. C	47. B	48. D
49. A	50. B	51. A	52. D	53. A	54. D	55. C	56. D
57. A	58. C	59. B	60. B	61. A	62. B	63. C	64. B
65. D	66. A	67. A	68. D	69. D	70. C	71. B	72. C
73. B	74. B	75. C	76. D	77. C	78. A	79. A	80. C

二、判断题

81. √	82. ×	83. ×	84. √	85. ×	86. ×	87. √	88. √
89. ×	90. ×	91. ×	92. ×	93. √	94. ×	95. ×	96. ×
97. ×	98. √	99. ×	100. ×				

初级保健按摩师理论知识考试模拟试卷参考答案（三）

一、单项选择题

1. D　2. B　3. A　4. C　5. B　6. D　7. C　8. A
9. D　10. B　11. B　12. A　13. D　14. C　15. D　16. C
17. C　18. A　19. B　20. A　21. D　22. A　23. B　24. D
25. B　26. A　27. A　28. A　29. C　30. C　31. A　32. C
33. C　34. B　35. D　36. A　37. B　38. D　39. D　40. B
41. B　42. A　43. B　44. C　45. D　46. D　47. D　48. A
49. D　50. A　51. C　52. D　53. B　54. C　55. C　56. A
57. B　58. D　59. A　60. D　61. B　62. D　63. A　64. C
65. D　66. A　67. D　68. C　69. C　70. A　71. C　72. D
73. A　74. C　75. D　76. A　77. D　78. C　79. B　80. B

二、判断题

81. ×　82. ×　83. √　84. ×　85. ×　86. √　87. √　88. √
89. ×　90. ×　91. ×　92. ×　93. ×　94. ×　95. ×　96. ×
97. ×　98. √　99. ×　100. ×